AF879050

Es fácil perderse en el mundo del cáncer

Deje que NCCN Guidelines for Patients® lo oriente

✓ Guías paso a paso para conocer las alternativas de tratamiento para el cáncer que tienen más probabilidades de dar buenos resultados

✓ Basadas en las guías para el tratamiento usadas por los profesionales de la atención médica en todo el mundo

✓ Diseñadas para ayudarle a hablar sobre el tratamiento del cáncer con sus médicos

National Comprehensive Cancer Network®

NCCN Guidelines for Patients® fue desarrollada por National Comprehensive Cancer Network® (NCCN®)

NCCN

- Una alianza de centros oncológicos de gran importancia en los Estados Unidos dedicados a la atención de los pacientes, la investigación y la educación

Centros oncológicos que forman parte de NCCN:
NCCN.org/cancercenters

NCCN Clinical Practice Guidelines in Oncology (NCCN Guidelines®)

- Desarrollada por los expertos de los centros oncológicos de NCCN por medio de las investigaciones más recientes y su larga experiencia
- Para profesionales de tratamiento oncológico de todo el mundo
- Recomendaciones de expertos para la detección, el diagnóstico y el tratamiento del cáncer

Versión gratuita en línea en
NCCN.org/guidelines

NCCN Guidelines for Patients

- Presenta la información de NCCN Guidelines en un formato que facilita el aprendizaje
- Para las personas con cáncer y sus grupos de apoyo
- Explica las alternativas de tratamiento para el cáncer que tienen más probabilidades de dar buenos resultados

Versión gratuita en línea en
NCCN.org/patientguidelines

NCCN Guidelines for Patients se basa en NCCN Guidelines® para el cáncer de mama, versión 2.2022, 20 de diciembre de 2021.

NCCN Foundation tiene como objetivo apoyar a los millones de pacientes y familias afectados por un diagnóstico de cáncer por medio de la financiación y distribución de NCCN Guidelines for Patients. NCCN Foundation también está comprometida con el desarrollo de tratamientos para el cáncer por medio de la financiación de los médicos prometedores del país en el centro de innovación para la investigación del cáncer. Para obtener más detalles y acceder a la biblioteca completa de recursos para pacientes y cuidadores, visite NCCN.org/patients.

National Comprehensive Cancer Network (NCCN) / NCCN Foundation
3025 Chemical Road, Suite 100
Plymouth Meeting, PA 19462
+1 215.690.0300

NATIONAL COMPREHENSIVE CANCER NETWORK®
NCCN FOUNDATION
Guiding Treatment. Changing Lives.

NCCN Guidelines for Patients cuenta con el apoyo financiero de NCCN Foundation®

Para efectuar una donación u obtener más información, visite NCCNFoundation.org/donate o envíe un correo electrónico a PatientGuidelines@NCCN.org.

Brem Foundation

Brem Foundation enseña a las mujeres sobre la necesidad de hacerse exámenes de detección personalizados, permite el acceso a la atención de las mamas para las mujeres que lo necesitan y aboga por políticas públicas que aumenten las oportunidades de las mujeres para hacerse exámenes de detección del cáncer de mama. Brem Foundation se enorgullece de llegar a las mujeres de todos los medios socioeconómicos y en todos sus trabajos ha centrado la atención en los determinantes sociales de la salud. bremfoundation.org

Con el apoyo adicional del Dr. Wui-Jin Koh

En honor a Judy Anne Hanada Koh

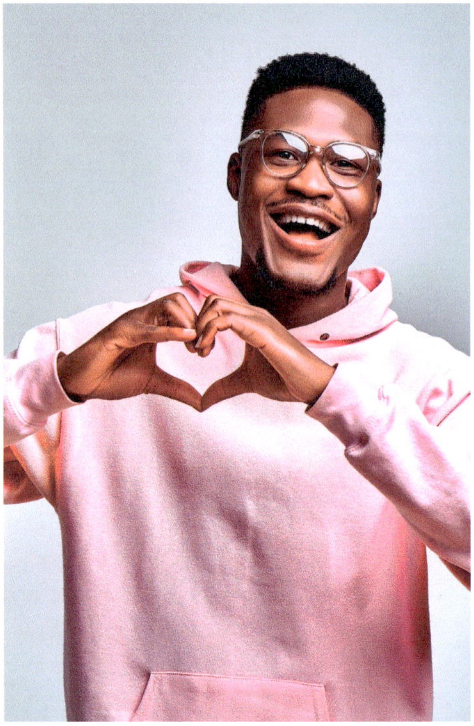
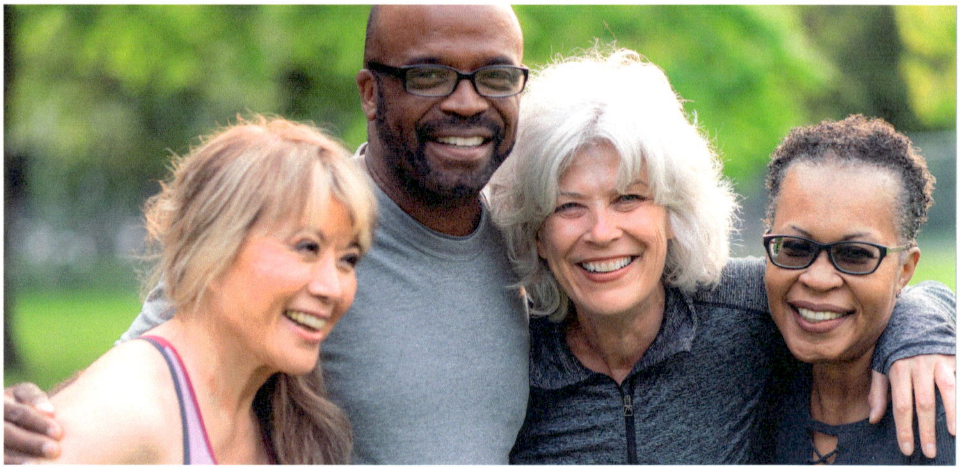
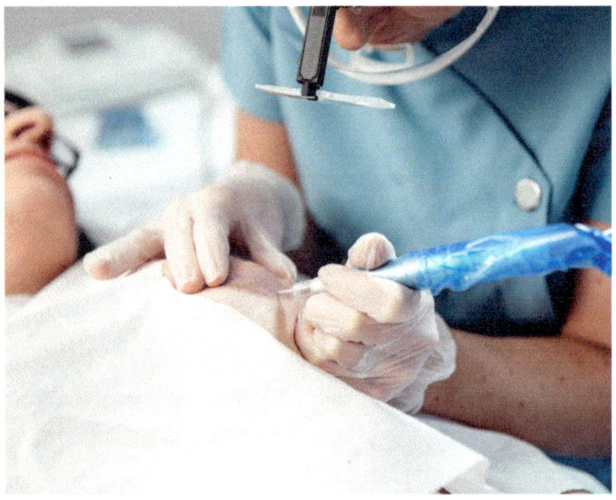
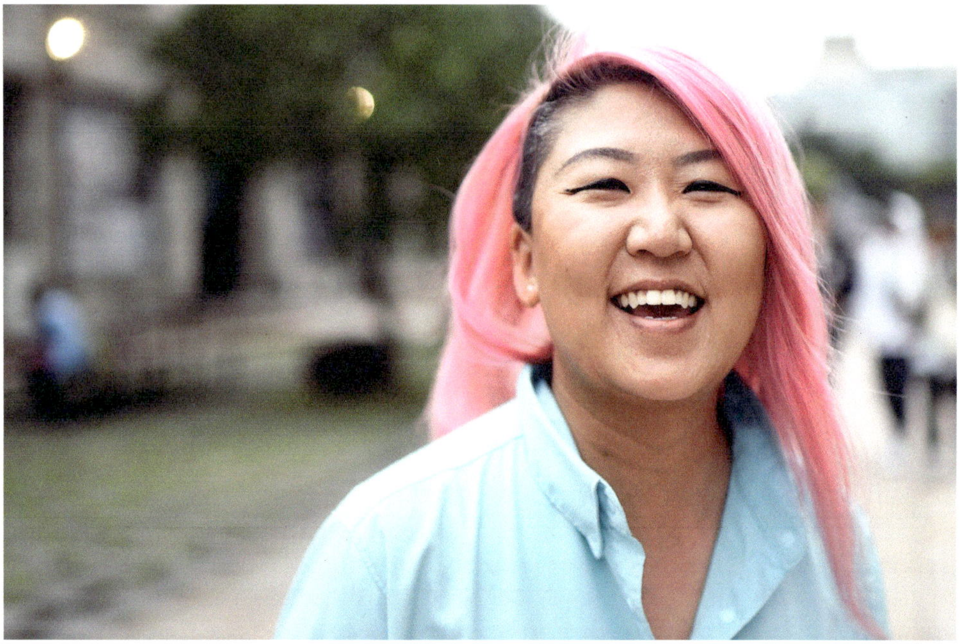
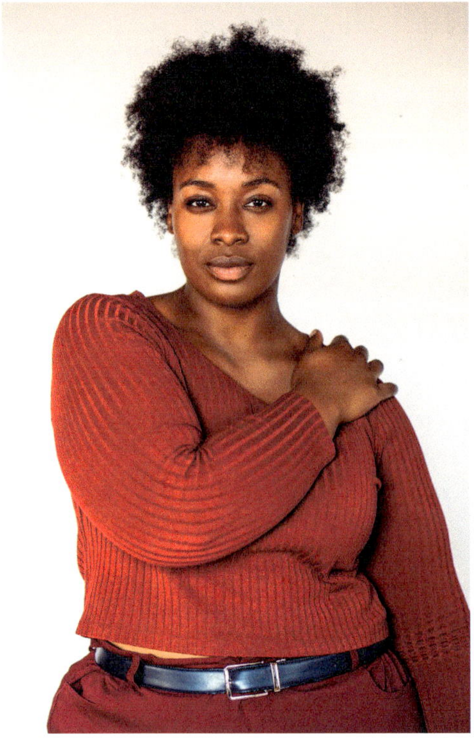
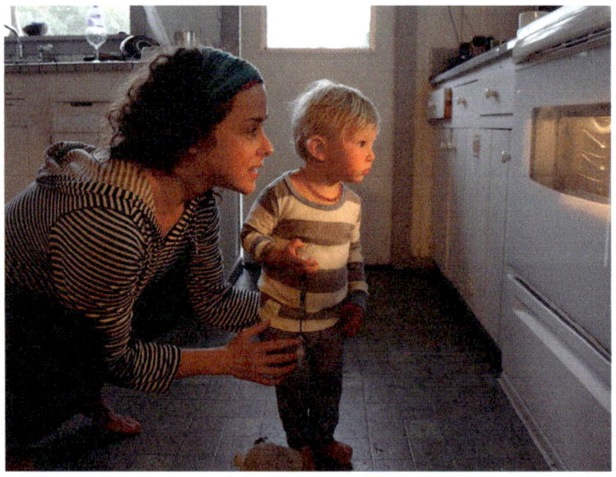
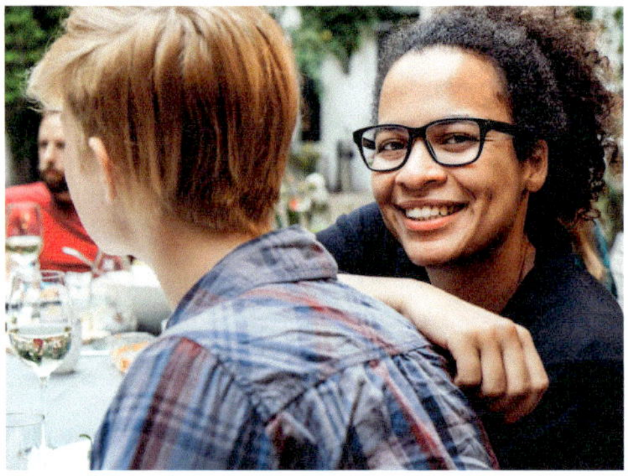
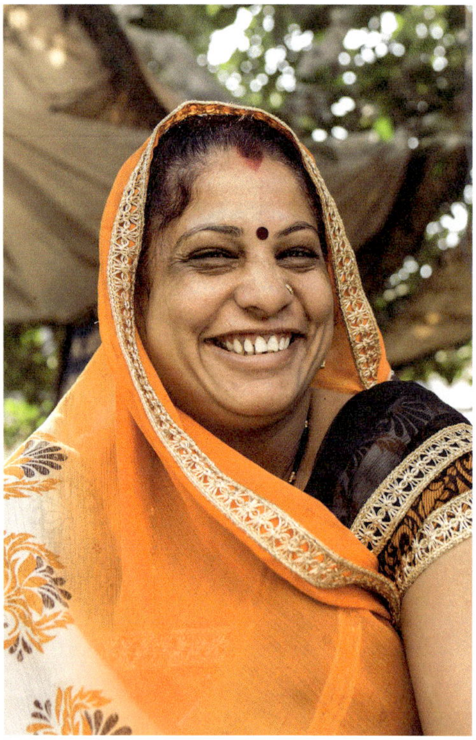

Contenido

1
Nociones básicas sobre el cáncer de mama

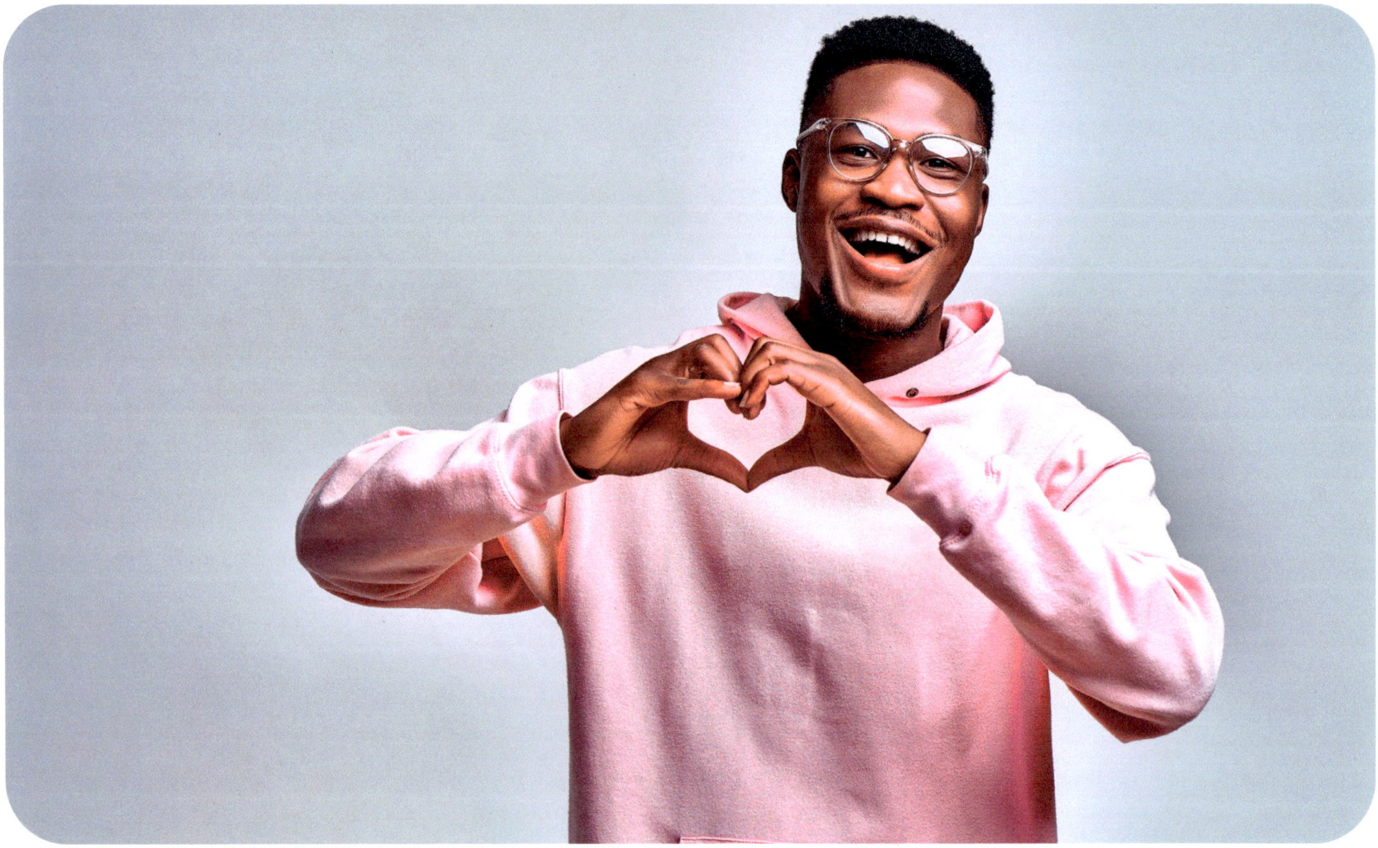

El carcinoma ductal *in situ* (DCIS) es un tipo de cáncer de las células que recubren los conductos mamarios. El DCIS es un tipo de cáncer en estadio 0 o cáncer no invasivo. Esto significa que las células cancerosas están en su sitio (*in situ*) y no se han extendido a otros conductos. El DCIS debe tratarse para prevenir un cáncer de mama invasivo, un tipo más grave de cáncer.

La mama

La mama es un órgano y una glándula que se encuentra en el pecho. La mama se compone de conductos lácteos, grasa, nervios, vasos sanguíneos y linfáticos, ligamentos y otros tejidos conectores. Detrás de la mama se encuentran el músculo pectoral (pecho) y las costillas. Los músculos y ligamentos ayudan a mantener la mama en su lugar.

El tejido mamario contiene glándulas que pueden producir leche. Estas glándulas secretoras de leche se llaman lóbulos. Los lóbulos se ven como pequeños racimos de uvas. Unos tubos pequeños, llamados conductos, conectan los lóbulos con el pezón.

El aro de piel más oscura de la mama se llama areola. La punta elevada dentro de la areola se llama pezón. El complejo areola-pezón (NAC) es un término que se refiere a las dos partes.

La linfa es un líquido transparente que lleva agua y alimento a las células. También sirve para combatir a los gérmenes. La linfa se drena del tejido mamario hacia los vasos linfáticos y viaja hasta los ganglios linfáticos cerca del hueco axilar (axila). Los ganglios cerca del hueco axilar se llaman ganglios linfáticos axilares (ALN).

La mama

La mama es un órgano glandular compuesto por conductos lácteos, grasa, nervios, vasos sanguíneos y linfáticos, ligamentos y otros tejidos conectores.

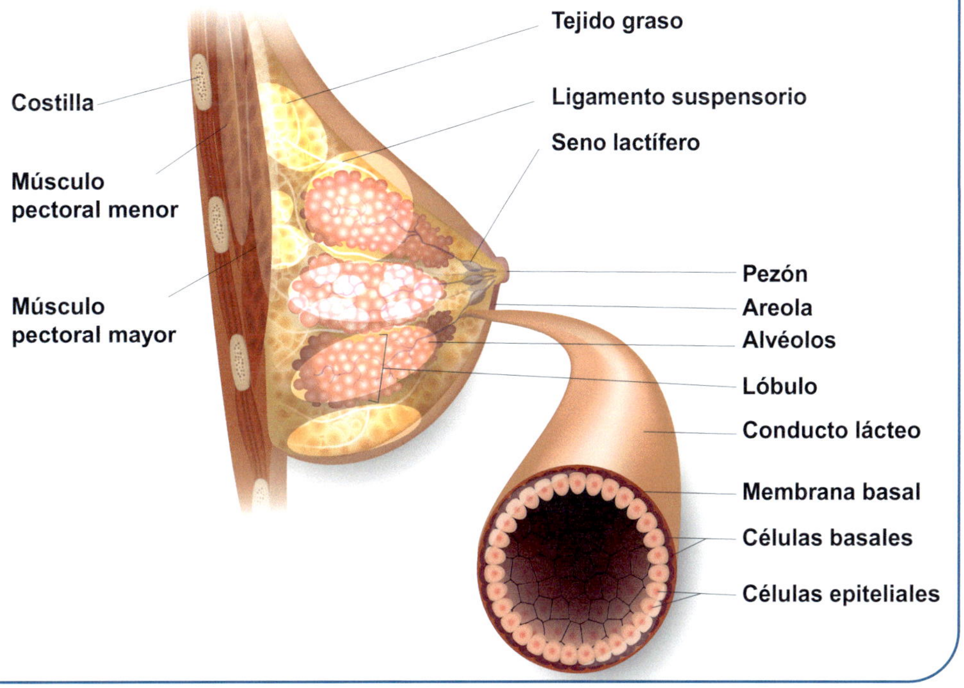

Carcinoma ductal *in situ*

El carcinoma ductal *in situ* (DCIS) es un tipo de cáncer de las células que recubren los conductos mamarios. Los conductos lácteos son tubos delgados que transportan la leche en las mamas. El DCIS es un tipo de cáncer no invasivo. Esto significa que las células cancerosas están en su sitio (*in situ*) y no se han extendido. Cualquier persona puede desarrollar este tipo de cáncer de mama: incluso los hombres. El carcinoma ductal *in situ* también se conoce como carcinoma intraductal. Posiblemente haya oído que el DCIS es preinvasivo o precanceroso. El DCIS debe tratarse para prevenir un cáncer de mama invasivo, un tipo más avanzado de cáncer.

Carcinoma lobular *in situ*

El carcinoma lobular *in situ* (LCIS) es una afección benigna (no cancerosa), en la que se encuentran células anormales en los lóbulos de las mamas. Tener LCIS en una mama aumenta el riesgo de desarrollar un cáncer de mama en cualquiera de las mamas. No se incluye LCIS en este libro.

Cómo se extiende el cáncer de mama

Las células cancerosas no se comportan como las células normales. Las células cancerosas difieren de las células normales según lo que se indica a continuación.

Tumor primario

Con el tiempo, las células cancerosas forman una masa llamada tumor primario.

Invasivo

Las células cancerosas pueden esparcirse sobre los tejidos circundantes. El cáncer de mama invasivo es un cáncer que se diseminó desde los conductos lácteos o las glándulas secretoras de leche (lóbulos) hasta el tejido mamario circundante o los ganglios linfáticos cercanos.

Para más información sobre el cáncer de mama invasivo, consulte *NCCN Guidelines for Patients®: Cáncer de mama invasivo,* disponible en NCCN.org/patientguidelines.

Metástasis

A diferencia de las células normales, las células cancerosas pueden extenderse y formar tumores en otras partes del cuerpo. La metástasis se refiere a la extensión del cáncer. Durante este proceso, las células cancerosas se desprenden del primer tumor (primario) y viajan a través de los vasos sanguíneos o linfáticos hacia zonas más alejadas. Una vez en esas zonas, las células cancerosas pueden formar tumores secundarios.

Para más información sobre el cáncer de mama metastásico, consulte *NCCN Guidelines for Patients®: Cáncer de mama metastásico* disponible en NCCN.org/patientguidelines.

Puntos clave

- Cualquier persona puede padecer cáncer de mama.
- Las mamas contienen lóbulos, conductos, grasa, vasos sanguíneos y linfáticos, ligamentos y tejido conector. Los lóbulos son estructuras que producen leche materna. Los conductos llevan la leche materna desde los lóbulos hasta el pezón.
- El cáncer de mama suele comenzar en los conductos o lóbulos y, luego, se extiende hacia el tejido circundante.
- El cáncer de mama que se encuentra solo dentro de los conductos o lóbulos se llama no invasivo. El carcinoma ductal *in situ* (DCIS) se encuentra solo en los conductos.
- El cáncer de mama invasivo es un tipo de cáncer que se ha desarrollado fuera de los conductos o lóbulos, en el tejido circundante. Una vez fuera de los conductos o lóbulos, el cáncer de mama puede extenderse a través de la linfa o la sangre hacia los ganglios linfáticos u otras partes del cuerpo.
- El cáncer de mama metastásico se ha extendido a partes distantes del cuerpo.

¡Nos interesan sus comentarios!

Nuestro objetivo es brindar información útil y fácil de entender sobre el cáncer.

Complete nuestra encuesta para hacernos saber lo que hemos hecho bien y lo que podríamos hacer mejor:

NCCN.org/patients/feedback

2

Pruebas para el DCIS

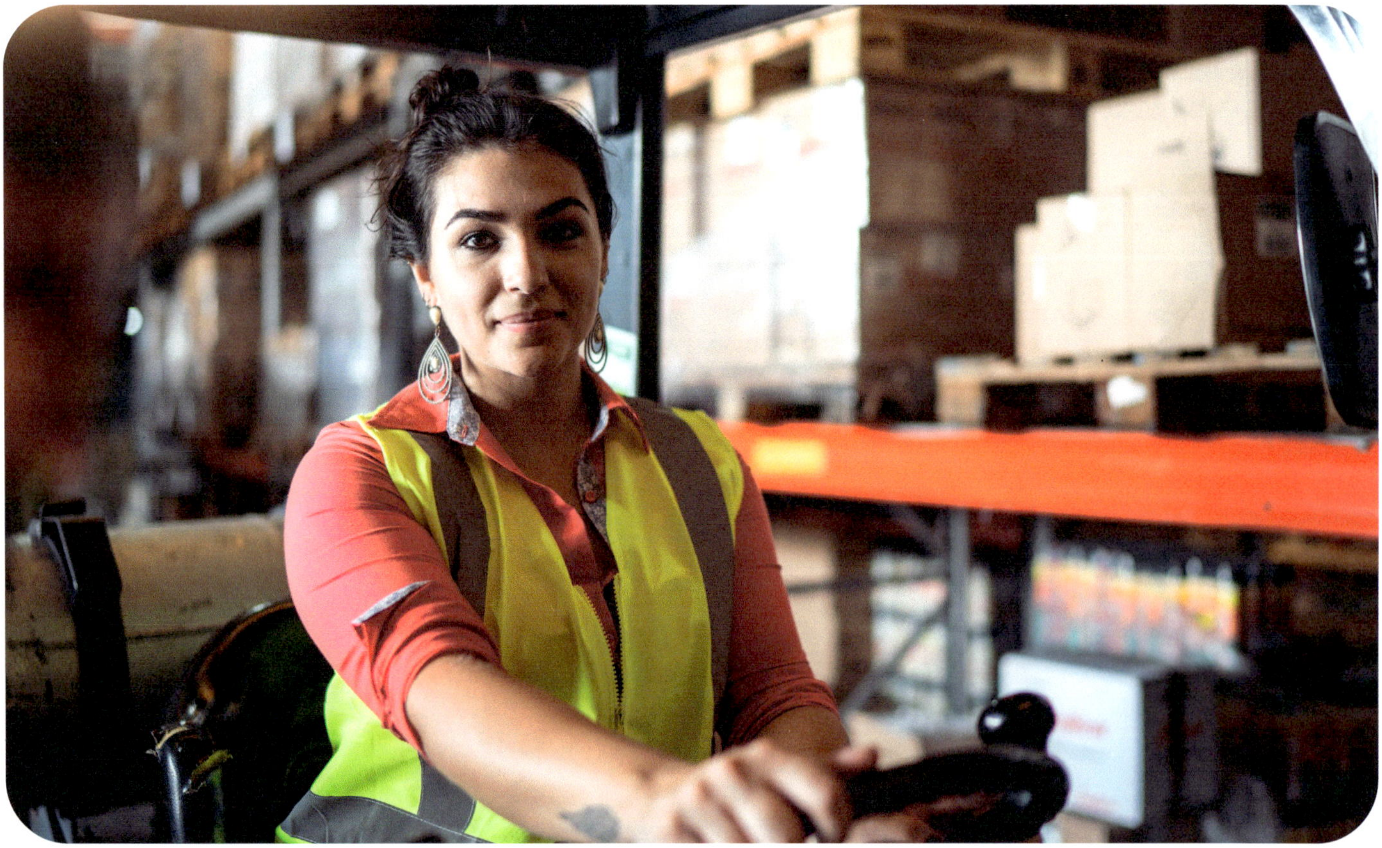

La planificación del tratamiento comienza con los estudios. Este capítulo presenta una descripción general de los estudios que puede realizarse y qué puede esperar.

Resultados de los estudios

Los resultados de los estudios de diagnóstico por imágenes y la biopsia se utilizarán para determinar su plan de tratamiento. Es importante que comprenda lo que significa cada estudio. Haga preguntas y guarde copias de los resultados de sus estudios. Los portales para pacientes en internet son una excelente manera de acceder a los resultados de sus estudios.

Tenga en cuenta lo siguiente:

- Vaya acompañado a las visitas al médico si es posible.
- Escriba preguntas y tome notas durante las citas. No tenga miedo de hacer preguntas a su equipo de atención. Conozca a su equipo de atención y ayúdelos para que lo conozcan a usted.
- Haga copias de los resultados de los análisis de sangre, de los exámenes de diagnóstico por imágenes y de los informes sobre el tipo específico de cáncer que tiene.
- Organice su documentación. Arme archivos para los formularios del seguro, la historia clínica y los resultados de los estudios. Puede hacer lo mismo en su computadora.
- Elabore una lista con la información de contacto de todos los miembros del equipo de atención. Agréguela a su teléfono. Coloque la lista en la puerta del refrigerador o guárdela en un lugar donde alguien pueda acceder a ella en caso de emergencia. Mantenga informado a su médico de atención primaria sobre los cambios en esta lista.

Arme una carpeta médica

Un cuaderno o carpeta médica es una excelente manera de organizar toda su historia clínica en un solo lugar.

- Haga copias de los resultados de los análisis de sangre, de los exámenes de diagnóstico por imágenes y de los informes sobre su tipo específico de cáncer. Será útil al buscar una segunda opinión.
- Elija una carpeta que se adapte a sus necesidades. Procure que tenga un bolsillo con cremallera para llevar un bolígrafo, un pequeño calendario y las credenciales del seguro.
- Arme carpetas para los formularios del seguro, la historia clínica y los resultados de las pruebas. Puede hacer lo mismo en su computadora.
- Use los portales para pacientes en internet para ver los resultados de los análisis u otros registros. Descargue o imprima los registros y guárdelos en su carpeta.
- Organícela como le resulte más conveniente. Agregue una sección para tomar notas y escribir preguntas.
- Lleve su carpeta médica a las consultas. ¡Nunca se sabe cuándo puede necesitarla!

Pruebas de salud general

Antecedentes médicos

Los antecedentes médicos son un registro de todos los problemas de salud y tratamientos que ha tenido durante su vida. Prepárese para enumerar las enfermedades o lesiones que ha tenido y cuándo ocurrieron. Lleve una lista de los medicamentos nuevos y antiguos e incluso los de venta libre, herbarios o los suplementos que esté tomando. Informe a su médico sobre cualquier síntoma que tenga. Los antecedentes médicos, algunas veces llamados historia clínica, ayudan a determinar qué tratamiento es el mejor para usted.

Antecedentes familiares

Algunos cánceres, como otras enfermedades, pueden ser hereditarios. Su médico le preguntará sobre los antecedentes médicos de sus familiares consanguíneos. Esta información se llama antecedentes familiares. Puede preguntar a los miembros de su familia sobre problemas de salud como afecciones cardíacas, cáncer y diabetes, y a qué edad se los diagnosticaron.

Examen físico

Durante un examen físico, su profesional de atención médica puede que:

- Le tome la temperatura, la presión arterial, el pulso y el ritmo de su respiración
- Compruebe su peso y altura
- Ausculte el corazón y los pulmones
- Observe sus ojos, oídos, nariz y garganta
- Palpe y aplique presión en distintas partes de su cuerpo para ver si los órganos tienen tamaño normal, están blandos o duros o si duelen cuando los toca. Avise a su médico si siente dolor.
- Examine sus mamas para detectar bultos, secreción o sangrado del pezón o cambios en la piel. Informe a su médico si ha notado cambios en sus mamas.
- Palpe el cuello y las axilas para detectar ganglios linfáticos agrandados. Informe a su médico si siente bultos o tiene dolor.

Para conocer los posibles estudios, consulte la Guía 1.

Guía 1 Posibles pruebas
Antecedentes médicos y examen físico
Mamografía de diagnóstico bilateral
Revisión patológica
Determinación del estado de receptores de estrógeno (ER)
Asesoramiento genético en caso de riesgo de cáncer de mama hereditario
Resonancia magnética de mama, según sea necesario

Fertilidad

El tratamiento puede afectar su fertilidad, la capacidad para tener hijos. Si cree que desea tener hijos en el futuro, consulte al médico la forma en que el cáncer y el tratamiento contra el cáncer podrían modificar su fertilidad. A fin de preservar su fertilidad, tal vez deba implementar alguna medida antes de comenzar el tratamiento contra el cáncer. Aquellas personas que deseen tener hijos en el futuro deberían consultar con un especialista en fertilidad para conversar acerca de las opciones disponibles antes de iniciar el tratamiento.

La preservación de la fertilidad consiste en dejar sus opciones abiertas, ya sea que sepa que desea tener hijos más adelante en la vida o que no tenga la certeza en este momento. Los especialistas en fertilidad y reproducción pueden ayudarle a decidir qué es lo mejor para su situación.

Puede encontrar más información sobre la preservación de la fertilidad en *NCCN Guidelines for Patients®: Adolescentes y adultos jóvenes con cáncer*, disponible en NCCN.org/patientguidelines.

Alteración de la fertilidad

El tratamiento para el DCIS puede hacer que su fertilidad se vea temporalmente alterada o interrumpida. Esta pérdida temporal de la fertilidad se relaciona con su edad en el momento de recibir el diagnóstico, además de los tipos, la dosis y la duración del tratamiento. Hable con su médico sobre sus preocupaciones y si está planeando un embarazo.

Prevención del embarazo

Es importante prevenir el embarazo durante el tratamiento. El cáncer y el tratamiento del cáncer pueden afectar los ovarios y dañar los espermatozoides. Es posible que no sea recomendable utilizar un método hormonal de control de la natalidad, por lo que le recomendamos consultar a su médico acerca de las opciones con que cuenta, como dispositivos intrauterinos (DIU) y métodos de barrera. Los tipos de métodos de barrera incluyen condones, diafragmas, capuchones cervicales y esponja anticonceptiva.

Personas con ovarios

Las personas que pueden quedar embarazadas se someterán a una prueba de embarazo antes de comenzar el tratamiento. El tratamiento contra el cáncer puede dañar al bebé si está embarazada o queda embarazada durante el tratamiento. Por lo tanto, se recomienda adoptar medidas de control de la natalidad para prevenir el embarazo durante el tratamiento y posteriormente. También consulte a su médico el mejor momento para planificar un embarazo.

Personas con testículos

El cáncer y el tratamiento contra el cáncer pueden dañar el esperma. Por lo tanto, use métodos anticonceptivos (control de la natalidad), como condones, para prevenir el embarazo durante y después del tratamiento. Si cree que desea tener hijos en el futuro, hable con su médico ahora. Una opción es el uso de un banco de esperma.

Menstruación

La menstruación, el flujo menstrual o “período” puede detenerse durante el tratamiento, pero a menudo reaparece dentro de los 2 años posteriores al tratamiento en mujeres de 40 años y menores. Todavía es posible que quede embarazada, aunque podría no tener el período. Por lo tanto, se recomienda un método de control de la natalidad durante el tratamiento y posteriormente.

Tratamiento durante el embarazo
Deberán evitarse ciertos tratamientos si está embarazada o amamantando.

Estudios de diagnóstico por imágenes

En los estudios de diagnóstico por imágenes, se toman fotografías del interior del cuerpo. Estos estudios se realizan para detectar y tratar el DCIS. En los estudios de diagnóstico por imágenes se observan el tumor primario, o dónde comenzó el cáncer, y se busca cáncer en otras partes del cuerpo. Un radiólogo, experto que interpreta los estudios de diagnóstico por imágenes de los estudios, redactará un informe y se lo enviará a su médico. Su médico analizará los resultados con usted.

Mamografía de diagnóstico bilateral
Una mamografía es una imagen del interior de su mama. Las imágenes se toman con rayos X. Una computadora combina los rayos X para formar imágenes detalladas. Los resultados de la mamografía se utilizan para planificar el tratamiento.

Las mamografías de diagnóstico examinan áreas específicas de su mama, que pueden no verse claramente en las mamografías de detección. Se usa para ver el tumor y el tamaño del tumor o de los tumores. Otras pruebas pueden incluir una IRM o una ecografía mamaria.

IRM de mama
Una imagen por resonancia magnética (IRM) usa ondas sonoras e imanes potentes para tomar fotografías del interior del cuerpo. No usa rayos X. Si es necesario, se usará una resonancia magnética (IRM) además de una mamografía. Informe a su médico si tiene metales en el cuerpo.

Las imágenes y demás pruebas no siempre son precisas. Un equipo multidisciplinario debe revisar los resultados.

En la mayoría de los casos, se utilizará contraste. El material de contraste se utiliza para mejorar las imágenes del interior del cuerpo. Los materiales de contraste no son colorantes, sino sustancias que ayudan a realzar y mejorar las imágenes de varios órganos y estructuras en el cuerpo. Se usa para que las imágenes sean más claras. El medio de contraste no es permanente y se expulsa del cuerpo a través de la orina inmediatamente después de la prueba.

Avise a sus médicos si ha tenido reacciones alérgicas al medio de contraste en el pasado. Esto es importante. Es posible que le administren medicamentos, como Benadryl y prednisona, para evitar los efectos de dichas alergias. Es posible que no se utilice el medio de contraste si tiene una alergia grave o si sus riñones no funcionan bien.

Ecografía
La ecografía usa ondas sonoras de energía alta para generar imágenes del interior del cuerpo. Es similar a la ecografía utilizada para el embarazo. La ecografía no causa dolor y no utiliza rayos X, por lo que puede repetirse todas las veces que sea necesario. La ecografía sirve para mostrar

pequeñas áreas de cáncer que están cerca de la piel. A veces, se usa una ecografía o IRM de mama para guiar una biopsia.

Biopsia

Una biopsia es un procedimiento en el que se extraen muestras de fluido o tejido. La muestra se envía a un laboratorio para su análisis. Un anatomopatólogo examinará la biopsia para determinar si hay cáncer y redactará un informe anatomopatológico. Consulte sobre los resultados de su biopsia y qué significa para su tratamiento.

Hay distintos tipos de biopsias. Algunas biopsias se guían por imágenes, como una mamografía, una ecografía o una IRM. La biopsia se toma primero del tumor primario o principal. También se pueden hacer biopsias de otros tumores o tumores en diferentes áreas. Es posible que le extirpen tejido de la mama, los ganglios linfáticos o ambos.

Los tipos de biopsias posibles incluyen:

- La **aspiración con aguja fina (AAF) o biopsia por punción con aguja gruesa (CB)** utiliza agujas de diferentes tamaños para extraer una muestra de tejido o líquido.
- La **biopsia por escisión** extrae una pequeña cantidad de tejido a través de un corte en la piel o en el cuerpo.

Biopsia del ganglio linfático centinela

Un ganglio linfático centinela (SLN) es el primer ganglio linfático al que las células cancerosas tienen más probabilidades de extenderse desde un tumor primario. A veces, hay más de un ganglio linfático centinela. La extracción del ganglio linfático centinela durante la cirugía se llama biopsia de ganglio linfático centinela (SLNB o SNB). Este procedimiento se realiza durante la cirugía, como una mastectomía (cirugía para extirpar la mama) o una tumorectomía (cirugía para extirpar un tumor), para determinar si

Biopsia

En una biopsia, se extrae una muestra del tumor. Hay distintos tipos de biopsia. Esta imagen muestra una biopsia con aguja guiada por ecografía.

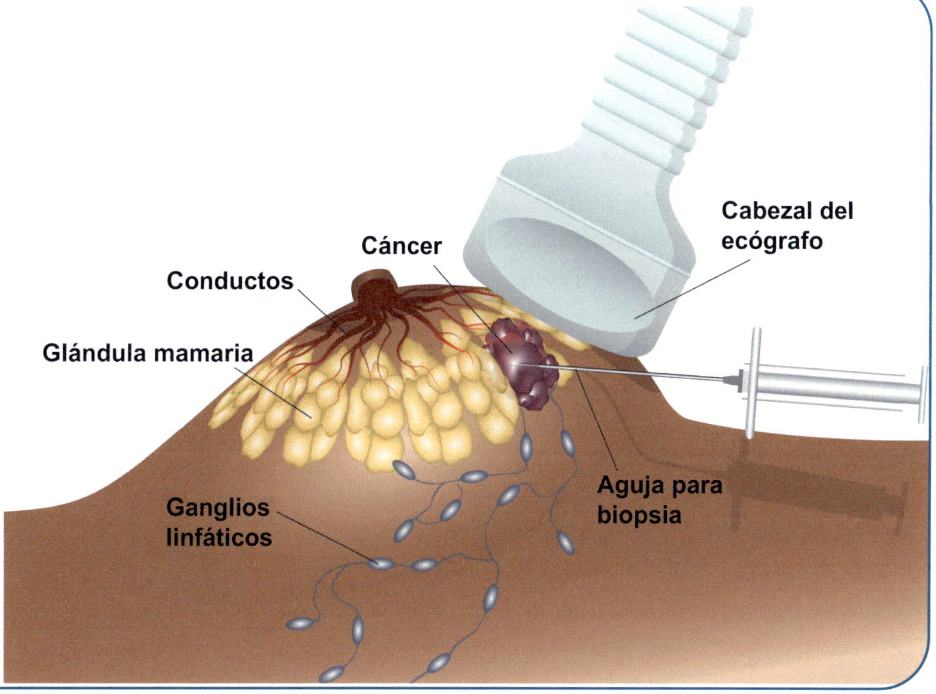

alguna célula cancerosa se desplazó hacia los ganglios linfáticos. Los ganglios linfáticos extirpados se denominan ganglios centinela. Pueden o no contener células cancerosas. El hecho de que se extirpen estos ganglios no quiere decir que sean positivos.

Para encontrar los ganglios linfáticos centinela, se inyecta un material radiactivo y otros colorantes en el cuerpo cerca de la mama que circulan a través del sistema linfático de la mama a los ganglios linfáticos. Esto ayuda al cirujano a encontrar los ganglios linfáticos centinela entre los otros ganglios. Una vez que se encuentran los ganglios, aquellos que contienen material radioactivo o medio de contraste se extirpan y se someten al análisis de un anatomopatólogo. Si hay cáncer, entonces se puede extirpar más de un ganglio linfático.

Estado de receptores de estrógeno

El estrógeno es una hormona que cumple una función en el desarrollo de la mama. Las hormonas son sustancias producidas por una glándula del cuerpo. La sangre transporta hormonas por todo el cuerpo. Un receptor es una proteína que se encuentra en el interior o en la superficie de una célula. Las sustancias como las hormonas se adhieren (unen) a estos receptores. Esto provoca cambios dentro de la célula.

Las hormonas reconocen y se unen a receptores de hormonas específicos. Cuando las hormonas, como el estrógeno, se unen a los receptores dentro de las células del cáncer de mama, pueden hacer que el cáncer se extienda. Cuando se detectan, estos receptores de estrógeno se puede utilizar el tratamiento hormonal para enfocarse en estos receptores.

Inmunohistoquímica

La inmunohistoquímica (IHQ) es un proceso de tinción especial que implica incorporar marcadores químicos a las células. Luego, estas células se estudian con un microscopio. La IHQ puede detectar receptores de estrógeno en las células del cáncer de mama. Un anatomopatólogo medirá cuántas células tienen receptores de estrógeno y la cantidad de receptores dentro de cada célula. Los resultados de los estudios serán positivos para los receptores de estrógeno (ER+) o negativos para los receptores de estrógeno (ER-).

Receptor de estrógeno positivo

En el caso del cáncer de mama con receptor de estrógeno positivo (ER+), la IHQ detecta receptores de hormonas de estrógeno en al menos 1 de cada 100 células cancerosas. Las células de cáncer con ER+ pueden precisar estrógeno para desarrollarse. Si se realiza un tratamiento para bloquear el estrógeno, llamado tratamiento hormonal, es posible que estas células dejen de desarrollarse o mueran.

Receptor de estrógeno negativo

Las células de cáncer de mama con receptor de estrógeno negativo (ER-) no tienen receptores de hormonas de estrógeno. Estas células de cáncer no precisan estrógeno para desarrollarse, y continúan creciendo a pesar del tratamiento para bloquear el estrógeno.

El estado de HER2

El receptor 2 del factor de crecimiento epidérmico humano (HER2) es una proteína que participa en el crecimiento normal de las células. Se encuentra en la superficie de todas las células. No se realiza el estudio de HER2 para el DCIS. El estado de HER2 no afecta las opciones de tratamiento para el DCIS. El estudio de HER2 se realiza para cáncer de mama invasivo y metastásico.

Análisis del riesgo genético

Aproximadamente 1 de cada 10 cánceres de mama son hereditarios. Según sus antecedentes familiares u otras características de su cáncer, es posible que el profesional de atención médica le indique pruebas genéticas hereditarias para obtener más información sobre el cáncer que padece. Un asesor genético o proveedor calificado hablará con usted sobre los resultados. Los resultados de las pruebas se pueden utilizar para guiar la planificación del tratamiento.

Los análisis genéticos se realizan con sangre o saliva (escupir en una taza). El objetivo consiste en buscar mutaciones genéticas heredadas de sus padres biológicos, llamadas mutaciones de la línea germinal. Algunas mutaciones pueden ponerlo en riesgo de tener más de un tipo de cáncer. También puede transmitir estos genes a sus hijos. Además, los familiares pueden ser portadores de estas mutaciones. Informe a su médico si tiene antecedentes familiares de cáncer.

Pruebas *de BRCA*

Todas las personas tienen genes *BRCA*. Los genes *BRCA* normales ayudan a prevenir el crecimiento del tumor. Colaboran con la reparación de las células dañadas y permiten que las células crezcan de forma normal. Las mutaciones de *BRCA* lo ponen en riesgo de contraer más de un tipo de cáncer. Las mutaciones en *BRCA1* o *BRCA2* aumentan el riesgo de contraer cáncer de mama, ovarios, próstata, colorrectal, páncreas o melanoma. Los genes *BRCA* con mutación también pueden afectar la eficacia de algunos tratamientos. Es posible que se deban repetir estos estudios.

¿Cuáles son sus antecedentes médicos familiares?

Algunos tipos de cáncer y otras enfermedades son hereditarios, es decir, se relacionan con usted a través de los genes que se trasmiten de padres a hijos. Esta información se llama antecedentes médicos familiares. Puede preguntar a los miembros de su familia sobre problemas de salud como afecciones cardíacas, cáncer y diabetes, y a qué edad se los diagnosticaron. En caso de parientes que hayan muerto, pregunte la causa y la edad en que murieron.

Empiece por sus padres, hermanos e hijos. Luego, hable con sus medio hermanos, tíos, sobrinos, abuelos y nietos.

Escriba todo lo que averigüe sobre sus antecedentes familiares y compártalo con el profesional de atención médica.

Algunas de las preguntas que debe hacer son:

- ¿Tiene alguna enfermedad crónica, como una cardiopatía o diabetes, o problemas de salud como hipertensión arterial o colesterol alto?
- ¿Tuvo alguna otra enfermedad, como cáncer o accidente cerebrovascular?
- ¿Qué edad tenía cuando recibió el diagnóstico de cada una de estas enfermedades y problemas de salud?
- ¿Cuál es la ascendencia de su familia? ¿De qué países proceden sus antepasados?

Estadios del cáncer

La estadificación del cáncer de mama suele realizarse dos veces.

- El **estadio clínico (c)** es la calificación otorgada antes del tratamiento. Se basa en un examen físico, biopsia y estudios de diagnóstico por imágenes. Por ejemplo, puede calificarse como cT0 o cN1.
- La **estadificación anatomopatológica (p)** o quirúrgica se determina al examinar el tejido extraído durante la cirugía. Por ejemplo, puede calificarse como pT1.

El estadio del cáncer es una forma de describir la extensión del cáncer en el momento en que se diagnostica por primera vez. El American Joint Committee on Cancer (AJCC) creó un sistema de estadificación para determinar el nivel de cáncer en el cuerpo, dónde se encuentra y de qué subtipo es. El sistema creado por el AJCC es solo un tipo de sistema de estadificación.

La estadificación se basa en una combinación de información para llegar a un estadio final numerado. A menudo no se dispone de toda la información en la evaluación inicial. Se puede recopilar más información a medida que comienza el tratamiento. Es posible que los médicos expliquen el estadio del cáncer de maneras diferentes a las que se describen a continuación.

Clasificación TNM

El sistema TNM (tumor, ganglio y metástasis) se usa para estadificar el cáncer de mama. En este sistema, las letras T, N y M describen una ubicación diferente del crecimiento del cáncer. Según los resultados de los estudios, su médico asignará una puntuación o un número a cada letra. Cuanto más alto el número, más grande será el tumor o mayor será la extensión del cáncer. Estas puntuaciones se combinarán para asignar un estadio al cáncer. Un ejemplo del sistema TNM se vería así: T1N0M0 o T1, N0, M0 o, para el DCIS, TisN0M0.

- **T (tumor)**: profundidad y extensión de los tumores principales (primarios) en una o ambas mamas
- **N (ganglio):** si el cáncer se ha extendido a los ganglios linfáticos cercanos (regional).
- **M (metástasis)**: si el cáncer se extendió a partes distantes del cuerpo o hizo metástasis.

Ganglios linfáticos

Linfático, un líquido transparente que contiene células que ayudan a combatir infecciones y otras enfermedades, drena a través de canales hacia los vasos linfáticos. Desde allí, el sistema linfático drena hacia los ganglios linfáticos. Los ganglios linfáticos funcionan como filtros para ayudar a combatir las infecciones y eliminar las sustancias nocivas del cuerpo. Los ganglios linfáticos regionales se encuentran cerca de la mama. Es posible que las células cancerosas circulen a través del sistema linfático hacia otras partes del cuerpo.

Grado

El grado describe qué tan anormales se ven las células tumorales bajo un microscopio (llamado histología). Los cánceres de alto grado tienden a crecer y extenderse más rápido que los cánceres de bajo grado. GX significa que no se puede determinar el grado, seguido de G1, G2 y G3. G3 es el grado más alto para el cáncer de mama. Un tumor de bajo grado tiene un riesgo bajo de recurrencia. Un tumor de alto grado tiene un mayor riesgo de recurrencia (reaparición del cáncer).

- **GX**: no se puede determinar el grado
- **G1**: menor (grado nuclear 1)
- **G2**: intermedio (grado nuclear 2)
- **G3**: alto (grado nuclear 3)

Estadios numerados

Los estadios numerados se basan en la clasificación de TNM. Los estadios van del estadio 0 al estadio 4, que es el más avanzado. Los médicos indican estos estadios como estadio 0, estadio I, estadio II, estadio III y estadio IV. Por ejemplo, el DCIS es de estadio 0 o Tis, N0, M0.

El estadio 0 es no invasivo

El cáncer de mama no invasivo se clasifica en estadio 0. El DCIS se encuentra solo en los conductos (Tis). No se ha extendido al tejido mamario circundante, los ganglios linfáticos (N0) o sitios distantes (M0).

Los estadios 1, 2 y 3 son invasivos

El cáncer de mama invasivo se clasifica en estadio 1, 2 o 3. Se ha desarrollado fuera de los conductos, los lóbulos o el tejido mamario. Este cáncer puede encontrarse en los ganglios linfáticos axilares.

Para más información sobre el cáncer de mama invasivo, consulte *NCCN Guidelines for Patients®: Cáncer de mama invasivo,* disponible en NCCN.org/patientguidelines.

El estadio 4 es metastásico

En el cáncer de mama de estadio 4, el cáncer se ha extendido a zonas distantes. Puede desarrollarse en estadios anteriores. Rara vez, el primer diagnóstico sea de cáncer de mama metastásico de estadio 4 (llamado *de novo*), o este puede desarrollarse a partir de estadios anteriores.

Para más información sobre el cáncer de mama metastásico, consulte *NCCN Guidelines for Patients®: Cáncer de mama metastásico* disponible en NCCN.org/patientguidelines.

Segmentos mamarios

Se utilizan cuadrantes para describir la ubicación del tumor. Cada mama se divide en 4 segmentos o cuadrantes. El cuadrante superior externo (cerca de la axila), el cuadrante superior interno (cerca del centro del cuerpo), el cuadrante inferior externo y el cuadrante inferior interno. El área del pezón se denomina complejo areola-pezón (NAC).

https://commons.wikimedia.org/wiki/File:Breast_quadrants.svg

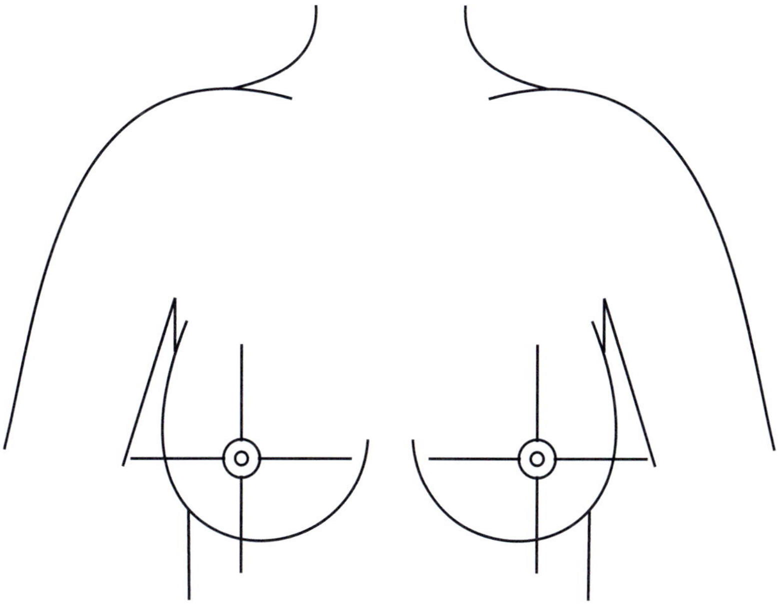

Puntos clave

- Las pruebas se utilizan para detectar el cáncer, planificar el tratamiento y comprobar qué tan bien funciona el tratamiento.
- Se le realizará un examen físico, incluido un examen de mama, para ver si hay algo que parezca anormal.
- El tratamiento puede afectar su fertilidad, la capacidad para tener hijos.
- En los estudios de diagnóstico por imágenes, se toman fotografías del interior del cuerpo.
- Una mamografía de diagnóstico bilateral incluye imágenes detalladas de ambas mamas. Es diferente a una mamografía de detección.
- Durante una biopsia, se extraen muestras de tejido o líquidos para analizar.
- Se analizará el estado y el grado (histología) del receptor de estrógeno (ER) de la muestra obtenida de una biopsia de su tumor.
- Algunos tipos de cáncer de mama se desarrollan debido a los estrógenos. Se realizarán pruebas para determinar si se trata de cáncer de mama con receptores de receptor de estrógeno positivo (ER+).
- Aproximadamente 1 de cada 10 cánceres de mama son hereditarios. Según sus antecedentes familiares u otras características de su cáncer, es posible que su profesional de atención médica le indique pruebas genéticas hereditarias o lo derive a un asesor genético.
- El estadio del cáncer es una forma de describir la extensión del cáncer en el momento en que se diagnostica por primera vez.
- La estadificación del cáncer de mama a menudo se realiza en dos oportunidades: antes y después de la cirugía.
- Un ganglio linfático centinela (SLN) es el primer ganglio linfático al que las células cancerosas tienen más probabilidades de extenderse desde un tumor primario. Se puede hacer una biopsia del ganglio linfático centinela (SNLB) para detectar si hay cáncer en los ganglios linfáticos.
- Los portales en línea son una excelente manera de acceder a los resultados de sus estudios.

No se utiliza el estudio de HER2 para el diagnóstico y tratamiento del DCIS.

3

Resumen del tratamiento

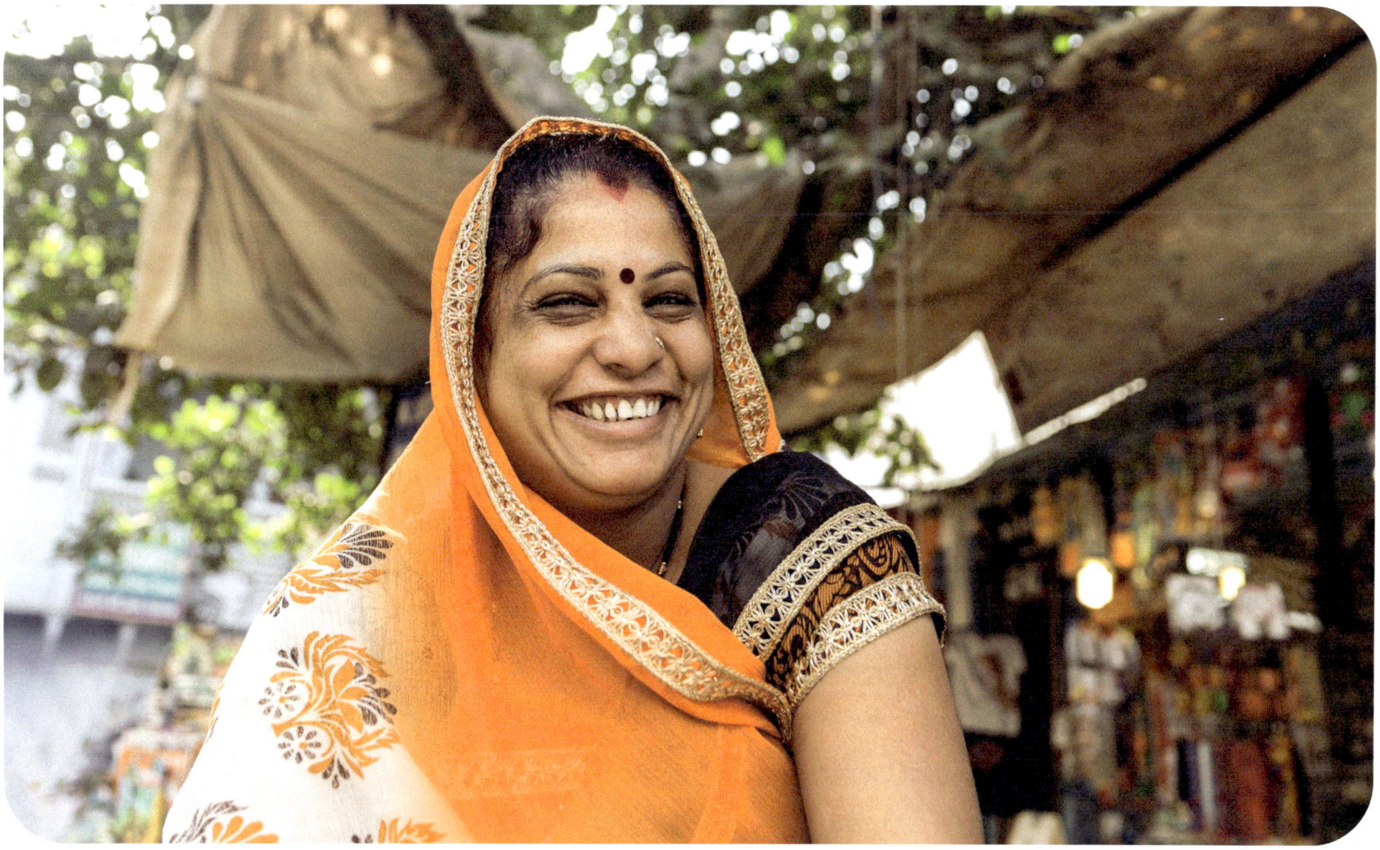

Hay más de un tratamiento para el DCIS. En este capítulo, se describen las opciones de tratamiento y qué esperar. Juntos, usted y su médico elegirán el plan de tratamiento que sea mejor para usted.

Equipo de atención

El tratamiento del cáncer de mama requiere un abordaje en equipo. Las decisiones sobre el tratamiento deben estar a cargo de un equipo multidisciplinario (MDT). Un equipo multidisciplinario es un equipo de médicos, trabajadores de la salud y asistentes sociales de diferentes entornos profesionales que tengan conocimiento y experiencia sobre su tipo de cáncer. Este equipo debe reunirse para planificar e implementar su tratamiento. Pregunte quién coordinará su atención.

Algunos integrantes de su equipo de atención lo acompañarán durante todo el tratamiento del cáncer, en tanto otros estarán presentes durante ciertos momentos. Conozca a su equipo de atención y ayúdelos para que lo conozcan a usted.

Dependiendo de su diagnóstico, su equipo puede incluir los siguientes especialistas:

- Un **anatomopatólogo** analiza las células, los tejidos y los órganos extraídos durante una biopsia o cirugía y aporta un diagnóstico de cáncer, estadificación e información sobre las pruebas de biomarcadores.
- El **radiólogo** especializado en diagnóstico interpreta los resultados de las radiografías y otros estudios de diagnóstico por imágenes.
- El **cirujano oncólogo** realiza operaciones para extirpar el cáncer.
- El **cirujano plástico** se ocupa de la reconstrucción mamaria, si así lo desean quienes se han sometido a una mastectomía.
- El **oncólogo médico** trata el cáncer en adultos usando tratamiento sistémico (farmacológico).
- El **radiooncólogo** prescribe y planifica la radioterapia para tratar el cáncer.
- El **anestesiólogo** da la anestesia, un medicamento para que no sienta dolor durante las operaciones o procedimientos.
- Los **residentes y becarios** son médicos que continúan su formación, algunos para convertirse en especialistas en un determinado campo de la medicina.
- Los **enfermeros practicantes y asociados médicos** son profesionales de atención médica que trabajan junto con los médicos y otros miembros del equipo médico. Algunas de sus visitas a la clínica pueden estar a cargo de un enfermero practicante o de un asociado médico.
- Los **enfermeros oncológicos** brindan atención práctica, como el tratamiento sistémico, administran la atención, responden preguntas y lo ayudan a sobrellevar los efectos secundarios. A veces, a estos expertos se les llama enfermeros coordinadores.
- Los **farmacéuticos oncológicos** proporcionan los medicamentos que se

usan para tratar el cáncer y para controlar los síntomas y los efectos secundarios.

- Los **nutricionistas y dietistas** pueden ofrecer orientación sobre los alimentos que son más adecuados para su enfermedad.
- El **terapeuta ocupacional** ayuda a las personas con las tareas de la vida diaria.
- El **fisioterapeuta** ayuda a las personas a moverse con mayor comodidad y facilidad.
- El **terapeuta certificado para linfedema** da un tipo de masaje llamado drenaje linfático manual.
- Los **psicólogos y psiquiatras** son expertos en salud mental que pueden ayudarlo a tratar problemas tales como depresión, ansiedad u otros trastornos relacionados con la salud mental que pueden afectar cómo se siente.
- Los **asistentes sociales** ayudan a las personas a resolver y hacer frente a los problemas de la vida diaria. Los asistentes sociales clínicos también diagnostican y tratan problemas mentales, conductuales y emocionales. En algunos centros oncológicos, el asistente social es quien se ocupa de manejar la ansiedad que se siente cuando las personas reciben un diagnóstico de cáncer.
- El **equipo de investigación** ayuda a recopilar datos de investigación y a coordinar la atención si está participando en un ensayo clínico.

Conozca a su equipo de atención y ayúdelos para que lo conozcan a usted.

Su bienestar físico, mental y emocional es importante. Usted se conoce a sí mismo mejor que nadie. Ayude a otros miembros del equipo a comprender lo siguiente:

- Cómo se siente
- Qué necesita
- Qué funciona y qué no

Tenga a mano una lista de nombres e información de contacto de cada miembro de su equipo. Esto hará que sea más fácil para usted y cualquier persona involucrada en su cuidado saber a quién contactar si tiene preguntas o inquietudes.

Cirugía

La cirugía es una operación o procedimiento para extirpar el cáncer del cuerpo. La cirugía es el tratamiento principal o primario para el DCIS. Esta es solo una parte del plan de tratamiento.

Al prepararse para la cirugía, busque la opinión de un cirujano experimentado. El cirujano debe ser experto en el tipo de cirugía al que se someta. Los hospitales que hacen muchas cirugías a menudo tienen mejores resultados. Puede pedir que lo deriven a un hospital o centro oncológico que tenga experiencia en el tratamiento de su tipo de cáncer.

La remoción del cáncer mediante cirugía puede llevarse a cabo de diferentes maneras, según las circunstancias específicas, como el tamaño y la ubicación del tumor y si hay cáncer en algún órgano o tejido circundante.

La cirugía puede consistir en una tumorectomía o una mastectomía. Se basa en la forma más segura y mejor de eliminar el cáncer. Si está considerando la reconstrucción mamaria, la cirugía requiere colaboración entre un cirujano especialista en mamas y un cirujano plástico. La radioterapia suele aplicarse solamente después de una tumorectomía. Es importante saber que la biopsia de los ganglios linfáticos no se realiza con la tumorectomía.

Objetivo de la cirugía

El objetivo de la cirugía o resección del tumor es eliminar todo el cáncer. A tal efecto, se extirpa el tumor junto con un borde de tejido de aspecto normal que se encuentre alrededor del borde llamado margen quirúrgico. El margen quirúrgico puede tener un aspecto normal durante la cirugía, pero es posible que se encuentren células cancerosas cuando un patólogo las observa al microscopio. Si no se

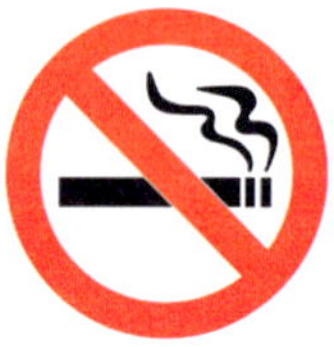

Si fuma o vapea

Si fuma tabaco o usa cigarrillos electrónicos, es muy importante que deje de hacerlo. Fumar puede limitar los efectos del tratamiento. Fumar aumenta en gran medida las posibilidades de tener efectos secundarios durante y después de la cirugía, incluida la reconstrucción mamaria. También aumenta las posibilidades de desarrollar otros cánceres.

La nicotina es la sustancia química que se encuentra en el tabaco y que hace que quiera seguir fumando. La abstinencia de la nicotina es un reto para la mayoría de los fumadores. El estrés de tener cáncer puede dificultar aún más el dejar de fumar. Si fuma, pregunte a su médico sobre asistencia psicológica y medicamentos para ayudarlo a dejar de fumar.

Para obtener ayuda en línea, consulte estos sitios web:

- SmokeFree.gov
- BeTobaccoFree.gov
- CDC.gov/tabaco

encuentran células cancerosas en el tejido alrededor del borde del tumor, hay un margen claro o negativo (R0). Si hay un margen positivo, las células cancerosas se encuentran en el tejido de aspecto normal alrededor del tumor.

Márgenes quirúrgicos

El objetivo de la cirugía es que el margen quirúrgico esté libre de cáncer. Después de la cirugía, es probable que reciba tratamiento como radioterapia para eliminar cualquier célula cancerosa que haya quedado.

- **En un margen claro o negativo (R0),** no hay células cancerosas en el tejido alrededor del borde del tumor.
- **En un margen positivo R1,** el cirujano extirpa todo el tumor visible, pero los márgenes microscópicos siguen siendo positivos para células tumorales. A pesar de los esfuerzos, esto puede ocurrir.
- **En un margen positivo R2,** el cirujano no puede extirpar todo el tumor visible o hay enfermedad metastásica.

El margen negativo (R0) es el mejor resultado. Su cirujano buscará detenidamente el cáncer no sólo a lo largo del margen quirúrgico, sino también en otras zonas cercanas.

A pesar de los esfuerzos, no siempre es posible encontrar todo el cáncer. A veces, los cirujanos no pueden extirpar el tumor de forma segura con un margen libre de cáncer.

Es posible que deba someterse a más de una cirugía. También es posible que le coloquen un drenaje en la herida para evitar que se acumule líquido en el cuerpo después de la cirugía. Estos drenajes suelen retirarse unos días después de la cirugía.

Tumorectomía

La tumorectomía es la extirpación del tumor o células anormales. También se denomina tratamiento conservador de la mama o cirugía conservadora de la mama. En una tumorectomía, solo se extirpará el tumor con un área de tejido normal. No se hace nada en el resto de la mama. Se extrae tejido adicional alrededor del tumor para generar un área libre de cáncer. Esta área libre de cáncer se llama margen quirúrgico. Tener un margen quirúrgico disminuirá la probabilidad de que el cáncer reaparezca en esa área de la mama. Es posible que le hagan más de una cirugía para asegurarse de que se extirpó todo el cáncer.

Luego de la tumorectomía, suele indicarse radioterapia en parte o en toda la mama. Un refuerzo es radiación adicional en el área del tumor.

Es posible que la mama no se vea igual después de una tumorectomía. Hable con su médico sobre cómo una tumorectomía podría afectar el aspecto y la forma de su mama y por cualquier inquietud que tenga. Algunas opciones de reconstrucción, como el desplazamiento de volumen, podrían estar disponibles.

Lactancia materna

La lactancia materna después de una tumorectomía es posible. La cantidad y la calidad de la leche materna producida puede no ser suficiente o carecer de algunos de los nutrientes necesarios. No se recomienda la lactancia materna durante el tratamiento activo o dentro de los 6 meses siguientes a la finalización de ciertos tipos de tratamiento hormonal.

Mastectomía

La mastectomía es una cirugía para extirpar toda o parte de la mama. Se pueden extirpar también los ganglios linfáticos y el músculo. Antes de extirpar la mama, el cirujano puede realizar una biopsia del ganglio linfático centinela (SLNB). Los ganglios linfáticos centinela son los primeros ganglios linfáticos a los que es probable que las células cancerosas se hayan extendido desde el tumor principal.

Los tipos de mastectomía son:

- La **mastectomía total** o mastectomía simple es una cirugía en la que se extirpa toda la mama con un cierre plano.
- En una **mastectomía con preservación de la piel** se extirpa la mama, pero no toda la piel, con el fin de poder hacer una reconstrucción mamaria con colgajos y/o implantes.
- La **mastectomía conservadora de pezones** también preserva el complejo areola-pezón (NAC) y toda la piel. No todas las personas son candidatas a una mastectomía conservadora de pezones.

La reconstrucción mamaria es una opción después de una mastectomía. Se puede realizar al mismo tiempo que la mastectomía ("reconstrucción inmediata") o en algún momento después de la finalización del tratamiento del cáncer ("reconstrucción tardía"). La reconstrucción mamaria a menudo se realiza por etapas.

Mastectomía total simple

La línea punteada muestra el lugar donde se extirpa toda la mama. También se pueden extirpar algunos ganglios linfáticos de la axila.

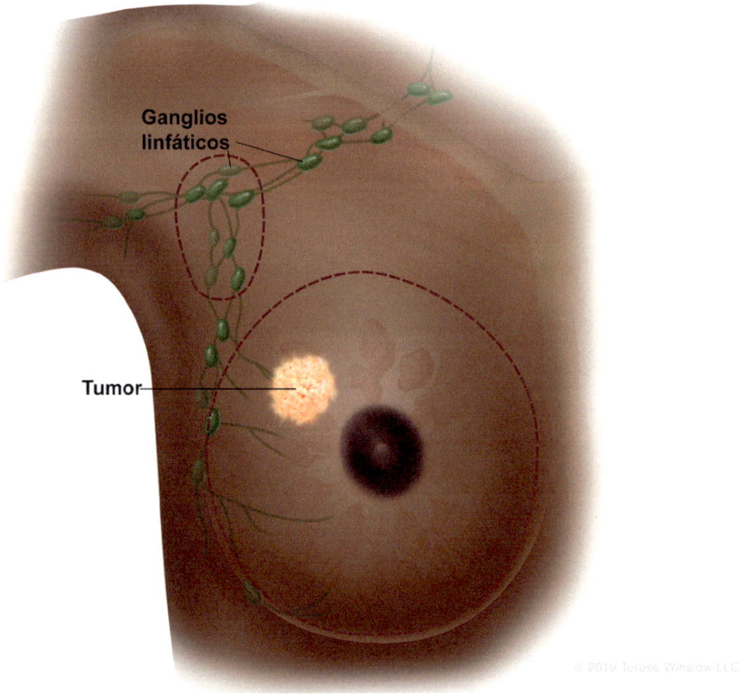

Radioterapia

La radioterapia (RT) utiliza radiación de alta energía de rayos X, fotones, protones, electrones y otras fuentes para destruir las células cancerosas y reducir los tumores. Se administra durante un período específico. La radioterapia se administra para eliminar cualquier célula cancerosa restante posterior a la cirugía. Se pueden utilizar diferentes tipos de radiación para el DCIS. La mayoría de los tipos incluyen varias sesiones diarias de tratamiento cortas por un período de días o semanas. Pregúntele a su médico qué opción de radioterapia es mejor para usted.

Los tipos de radioterapia que se utilizan para el DCIS incluyen:

- La **radioterapia de toda la mama** se utiliza para tratar toda la mama. Algunas veces, se pueden administrar tratamientos adicionales en el área del tumor. Esto se llama refuerzo.
- La **radioterapia parcial de la mama** se utiliza para tratar solo el área de la mama que tiene el tumor.

Radioterapia

La radioterapia utiliza radiación de alta energía de rayos X, rayos gamma, protones y otras fuentes para destruir las células cancerosas y reducir los tumores. También se utiliza para tratar el dolor causado por el cáncer.

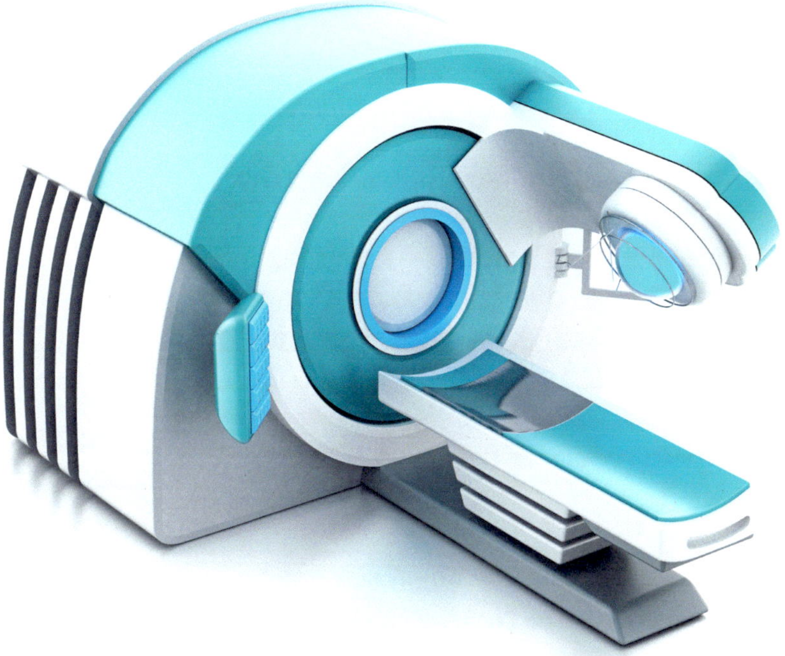

Tratamiento hormonal

El sistema endócrino está formado por órganos y tejido que producen hormonas. Las hormonas son químicos naturales que se liberan en el torrente sanguíneo.

El tratamiento hormonal puede enfocarse en cuatro hormonas:

- El **estrógeno**, producido principalmente en los ovarios.
- La **progesterona**, producida principalmente por los ovarios.
- La **hormona liberadora de la hormona luteinizante (LHRH)**, producida por una parte del cerebro llamada hipotálamo. Instruye a los ovarios para que produzcan estrógeno y progesterona y a los testículos para que produzcan testosterona. La LHRH también se llama hormona liberadora de gonadotropina (GnRH).
- El **andrógeno**, producido por las glándulas suprarrenales, los testículos y los ovarios.

Las hormonas pueden hacer que el cáncer de mama crezca. El tratamiento hormonal evitará que el cuerpo produzca hormonas o bloqueará el efecto que generan en el cuerpo. Esto puede ralentizar el crecimiento del tumor o reducir su tamaño durante un período de tiempo. En el DCIS, el tratamiento hormonal se utiliza para reducir el riesgo de reaparición del cáncer.

El tratamiento hormonal también se conoce como hormonoterapia. No es lo mismo que el tratamiento de reemplazo hormonal utilizado para la menopausia.

Tipos de tratamiento hormonal que pueden utilizarse para el DCIS:

- Los **inhibidores de la aromatasa (AI)** evitan que un tipo de hormona llamada andrógeno se convierta en estrógeno a través de una enzima llamada aromatasa. No afectan al estrógeno producido por los ovarios. Los inhibidores de la aromatasa no esteroides incluyen anastrozol (Arimidex) y letrozol (Femara). El exemestano (Aromasin) es un inhibidor esteroide de la aromatasa.
- Los **moduladores de receptores de estrógeno (ER)** o antiestrógenos previenen la unión entre las hormonas y los receptores.
  - Los **moduladores selectivos de receptores de estrógeno (SERM)** impiden que el estrógeno se una a los receptores de hormonas. Por ejemplo, tamoxifeno y toremifeno (Fareston).
  - Los **degradadores selectivos de receptores de estrógeno (SERD)** bloquean y destruyen a los receptores de estrógeno. Por ejemplo, fulvestrant (Faslodex) es un SERD.
- Los **agonistas de la hormona liberadora de gonadotropina (GnRH)** se pueden usar para suprimir la hormona ovárica o la producción de testosterona.

Aquellas personas que deseen tener hijos en el futuro deberían consultar con un especialista en fertilidad antes de iniciar el tratamiento hormonal para conversar acerca de las opciones disponibles.

Estado menopáusico

Las opciones de tratamiento hormonal se basan, en parte, en si usted comenzó o se encontraba cursando la menopausia antes de iniciar el tratamiento. Durante la menopausia, los ovarios dejan de producir hormonas en forma permanente y el período menstrual se detiene. Luego de la menopausia, los niveles de estrógeno y progesterona permanecen bajos. El tratamiento para el cáncer puede provocar una menopausia temporal.

Premenopausia

Si tiene períodos menstruales, está en la etapa de la premenopausia. En la premenopausia, los ovarios son la principal fuente de estrógeno y progesterona. Los períodos menstruales pueden interrumpirse durante el tratamiento y hasta 2 años después del tratamiento, pero a menudo reaparecen en mujeres de 40 años y menores.

El tamoxifeno es el tratamiento hormonal para quienes se encuentran cursando la premenopausia.

Menopausia

Cuando los períodos menstruales se detienen durante 12 meses o más, se llama menopausia. Si no tiene la menstruación, es posible que sea necesario un análisis con una muestra de sangre para confirmar su estado. En la menopausia, las glándulas suprarrenales, el hígado y la grasa corporal producen pequeñas cantidades de estrógeno.

El tratamiento indicado para mujeres en la menopausia es tamoxifeno o un inhibidor de la aromatasa. Entre los inhibidores de la aromatasa podemos encontrar anastrozol (Arimidex), exemestano (Aromasin) y letrozol (Femara).

> Aquellas personas que deseen tener hijos en el futuro deberían consultar con un especialista en fertilidad antes de iniciar el tratamiento hormonal.

Testosterona

Para quienes fueron asignados hombres al nacer y continúan produciendo testosterona, el tratamiento hormonal incluye tamoxifeno o un inhibidor de la aromatasa con un tratamiento supresor de la testosterona.

Ensayos clínicos

Un ensayo clínico es un tipo de estudio de investigación médica. Después de desarrollarse y probarse en un laboratorio, es necesario estudiar nuevas formas potenciales de combatir el cáncer en las personas. Si se determina que es seguro y efectivo en un ensayo clínico, la Administración de Alimentos y Medicamentos de los Estados Unidos (FDA) puede aprobar un medicamento, dispositivo o método de tratamiento.

Todas las personas con cáncer deben considerar seriamente todas las opciones de tratamiento disponibles para su tipo de cáncer, incluidos los tratamientos estándar y los ensayos clínicos. Hable con su médico para evaluar si tiene sentido participar en un ensayo clínico.

Fases

La mayoría de los ensayos clínicos de cáncer se centran en el tratamiento. Los ensayos de tratamiento se realizan en fases.

- Los **ensayos de fase I** estudian la dosis, la seguridad y los efectos secundarios de un medicamento en investigación o un método de tratamiento. También buscan indicios tempranos de que el medicamento o método es útil.
- Los **ensayos de fase II** evalúan el grado en que un medicamento o método actúa contra un tipo de cáncer específico.
- Los **ensayos de fase III** prueban el medicamento o el método en comparación con el tratamiento estándar. Si los resultados son buenos, puede ser aprobado por la FDA.
- Los **ensayos de fase IV** estudian la seguridad y el beneficio a largo plazo de un tratamiento aprobado por la FDA.

Cómo encontrar un ensayo clínico.

En los Estados Unidos

Centros oncológicos de NCCN
NCCN.org/cancercenters

The National Cancer Institute (NCI)
cancer.gov/about-cancer/treatment/clinical-trials/search

En el mundo

The U.S. National Library of Medicine (NLM)
clinicaltrials.gov

¿Necesita ayuda para encontrar un ensayo clínico?
Servicio de Información de Cáncer (CIS) del NCI
+1.800.4.CANCER (+1.800.422.6237)
cancer.gov/contact

¿Quién puede inscribirse?

Cada ensayo clínico tiene reglas para participar, llamadas criterios de elegibilidad. Las reglas pueden referirse a la edad, el tipo y estadio del cáncer, los antecedentes de tratamiento o la salud general. Estos requisitos garantizan que los participantes sean iguales en formas específicas y que el ensayo sea lo más seguro posible para los participantes.

Consentimiento informado

La administración de los ensayos clínicos está a cargo de un grupo de expertos llamado equipo de investigación. El equipo de investigación revisará el estudio con usted en detalle, incluidos su propósito y los riesgos y beneficios de participar. Toda esta información también se proporciona en un formulario de consentimiento informado. Lea el formulario detenidamente y haga preguntas antes de firmarlo. Tómese el tiempo que necesite para conversar con familiares, amigos u otras personas de su confianza. Tenga en cuenta que puede dejar el ensayo clínico y recibir un tratamiento fuera del ensayo clínico en cualquier momento.

Inicie la conversación

No espere a que su médico le hable sobre los ensayos clínicos. Inicie la conversación y conozca todas las opciones de tratamiento. Si encuentra un estudio en el que cree que puede participar, pregúntele a su equipo de atención si cumple con los requisitos necesarios. Si ya ha comenzado el tratamiento estándar, es posible que no pueda participar en ciertos ensayos clínicos. Trate de no desanimarse si no puede participar. Siempre hay nuevos ensayos clínicos disponibles.

Preguntas más frecuentes

Hay muchos mitos y conceptos erróneos en torno a los ensayos clínicos. Muchos de quienes padecen cáncer no entienden muy bien los posibles beneficios y riesgos.

¿Recibiré un placebo?

Los placebos (versiones inactivas de medicamentos reales) casi nunca se usan solos en los ensayos clínicos sobre el cáncer. Es común recibir el placebo con el tratamiento estándar o el medicamento nuevo con el tratamiento estándar. Se le informará, verbalmente y por escrito, si el ensayo clínico tiene previsto el uso de un placebo antes de inscribirse.

¿Los ensayos clínicos son gratuitos?

No tiene que pagar nada para inscribirse en un ensayo clínico. El patrocinador del estudio paga los costos relacionados con la investigación, incluido el medicamento del estudio. Sin embargo, es posible que tenga costos relacionados indirectamente con el ensayo, como el transporte o servicios de cuidado infantil debido a citas adicionales. Durante el ensayo, continuará recibiendo atención estándar para el cáncer. Este tipo de atención se factura al seguro y a menudo está cubierta por este. Usted es responsable de los copagos y de los costos de este tipo de atención que no estén cubiertos por el seguro.

Tratamiento complementario

El tratamiento complementario es la atención médica que se brinda durante todos los estadios del cáncer. Su objetivo es prevenir, reducir y aliviar el sufrimiento y mejorar la calidad de vida. El tratamiento complementario puede incluir alivio del dolor, apoyo emocional o espiritual, ayuda económica y asesoramiento familiar. Indique a su equipo de atención médica cómo se siente y si sufre algún efecto secundario. Los términos mejor tratamiento complementario, tratamiento complementario y cuidados paliativos a menudo se usan indistintamente.

Es muy importante cuidar de uno mismo a través de una buena alimentación, la ingesta de muchos líquidos, el ejercicio y las tareas que le den energía. Es necesario que tenga fuerza para sostenerse durante el tratamiento.

Malestar emocional

El malestar emocional es una experiencia desagradable de naturaleza mental, física, social o espiritual. Puede afectar cómo uno se siente, piensa y actúa. El malestar emocional puede incluir sentimientos de tristeza, miedo, impotencia, preocupación, ira y culpa.

La depresión, la ansiedad y los problemas para dormir son comunes en el cáncer. Hable con su médico y con aquellas personas con quienes se siente a gusto sobre cómo se siente. Hay servicios y personas que pueden ayudarle. Cuenta con servicios de apoyo y asesoramiento disponibles.

Consulte más información en *NCCN Guidelines for Patients®: Manejo del malestar emocional – malestar emocional durante el tratamiento del cáncer*, disponible en NCCN.org/patientguidelines.

Lleve un diario del dolor

Un diario del dolor es un registro escrito que le ayuda a hacer un seguimiento de cuándo tiene dolor, qué tan intenso es, qué lo provoca y qué lo hace mejorar o empeorar. Use un diario del dolor para hablar sobre su dolor con el equipo de atención. Es posible que lo deriven a un especialista para el manejo del dolor.

Incluya en su diario de dolor:

- Hora y dosis recibida de todos los medicamentos
- Cuándo comienza y termina o disminuye el dolor
- Dónde siente dolor
- Describa su dolor. ¿Es punzante, agudo, una sensación de hormigueo o le provoca ardor? ¿Es constante o aparece y desaparece?
- ¿Cambia el dolor a diferentes horas del día? ¿Cuándo?
- ¿El dolor empeora antes o después de las comidas? ¿Ciertos alimentos o bebidas mejoran el dolor?
- ¿El dolor mejora o empeora con la actividad? ¿Qué tipo de actividad?
- ¿El dolor hace que no pueda conciliar el sueño? ¿El dolor lo despierta en la noche?
- Califique su dolor de 0 (sin dolor) a 10 (el peor dolor que haya sentido)
- ¿El dolor le impide hacer las cosas que disfruta?

Fatiga

La fatiga es el cansancio extremo y la incapacidad de funcionar debido a la falta de energía. La fatiga puede ser provocada por el cáncer o puede ser un efecto secundario del tratamiento. Hágale saber a su equipo de atención cómo se siente y si la fatiga le impide hacer las cosas que disfruta. Una dieta equilibrada, hacer ejercicio, yoga y recibir masajes puede ayudarlo. Es posible que lo deriven a un nutricionista o dietista para que lo ayude con la fatiga.

Linfedema

El linfedema es una afección en la que se acumula líquido linfático adicional en los tejidos y causa hinchazón. Puede producirse cuando parte del sistema linfático está dañado o bloqueado, por ejemplo, durante la cirugía para extirpar los ganglios linfáticos o la radioterapia. La hinchazón generalmente aparece lentamente con el tiempo. Puede aparecer durante el tratamiento o puede comenzar años después del tratamiento. Si presenta linfedema, es posible se ordene derivación a un experto en el tratamiento de linfedema. La hinchazón se puede reducir mediante ejercicios, masajes, mangas de compresión y demás. Pregúntele a su equipo de atención sobre las formas de tratar el linfedema.

Dolor

Informe a su equipo de atención si sufre dolores o molestias. Es posible que se reúna con un especialista en cuidados paliativos o con un especialista en dolor para controlar el dolor.

Efectos secundarios del tratamiento

Todos los tratamientos para el cáncer causan problemas de salud no deseados. Estos problemas de salud se llaman efectos secundarios. Los efectos secundarios dependen de muchos factores. Estos factores incluyen el tipo de medicamento y la dosis, la duración del tratamiento y la persona. Algunos efectos secundarios pueden ser muy perjudiciales para su salud. Otros pueden ser simplemente desagradables.

Pida la lista completa de efectos secundarios de su tratamiento. Además, avise a su equipo de atención si tiene síntomas nuevos o si se ha agravado alguno de los síntomas que presentaba. Es posible que se puedan tomar medidas para ayudarlo a sentirse mejor. También hay formas de prevenir algunos efectos secundarios.

Problemas para comer

Algunos efectos secundarios de la cirugía, el cáncer u otros tratamientos pueden hacer que sienta falta de apetito o malestar estomacal (náuseas). Comer de forma saludable es importante durante el tratamiento. Incluye consumir una dieta equilibrada, ingerir la cantidad adecuada de comida y beber una cantidad suficiente de líquidos. Un nutricionista matriculado que sea experto en nutrición y alimentos puede ayudar. Hable con su equipo de atención médica si tiene problemas para comer o mantener su peso.

Puntos clave

- El tratamiento requiere un abordaje en equipo. Conozca a su equipo de atención y permítales que le conozcan a usted.
- La cirugía es el tratamiento principal para el DCIS.
- La radioterapia (RT) utiliza radiación de alta energía de rayos X, rayos gamma, protones, fotones y otras fuentes para destruir las células cancerosas.
- Algunos tipos de cáncer de mama se desarrollan debido a los estrógenos. Estos tipos de cáncer son receptor de estrógeno positivo (ER+) y generalmente se tratan con tratamiento hormonal para reducir el riesgo de reaparición del cáncer.
- Un ensayo clínico es un tipo de investigación que estudia un tratamiento para determinar qué tan seguro es y qué tan bien funciona.
- El tratamiento complementario es atención médica que alivia los síntomas causados por el tratamiento y mejora la calidad de vida. Siempre se administra el tratamiento complementario.
- Todos los tratamientos para el cáncer causan problemas de salud no deseados llamados efectos secundarios. Es importante que le informe a su equipo de atención sobre todos sus efectos secundarios para que se puedan controlar.
- Cumplir con una dieta equilibrada, tomar muchos líquidos, hacer ejercicio, yoga y recibir masajes puede ayudarlo a tratar los efectos secundarios.

Es importante que le informe a su equipo de atención sobre todos los efectos secundarios para que se puedan controlar.

4
Sus opciones de tratamiento

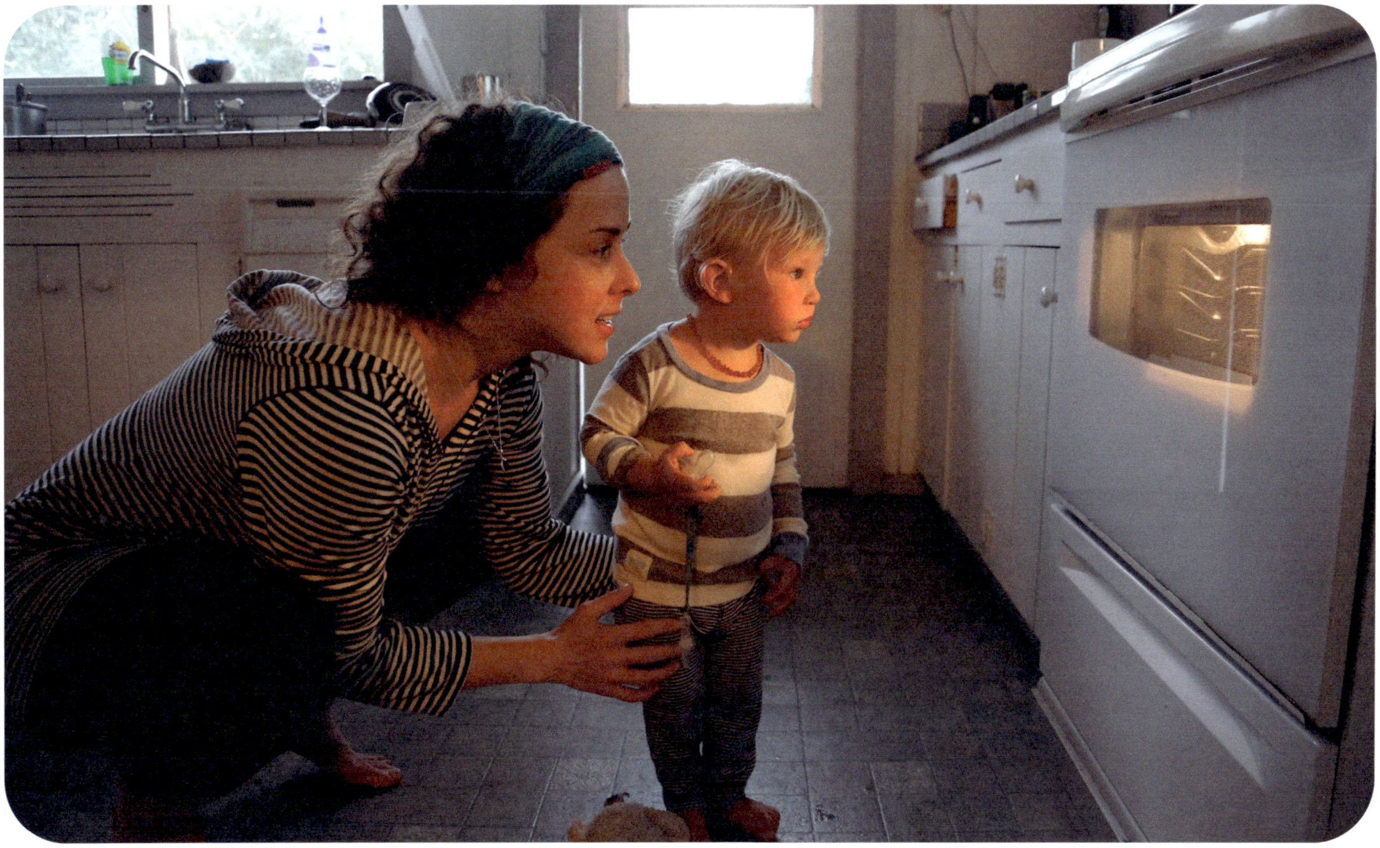

El DCIS se trata con cirugía. Puede tratarse de una cirugía para extirpar un tumor (tumorectomía) o la mama (mastectomía) con o sin ganglios linfáticos. La radioterapia suele aplicarse después de una tumorectomía. El objetivo del tratamiento es reducir el riesgo de que el DCIS evolucione a un cáncer de mama invasivo. Juntos, usted y su médico elegirán el plan de tratamiento que sea mejor para usted.

Descripción general

El carcinoma ductal *in situ* (DCIS) tiene tratamiento. La cirugía es una parte principal del tratamiento para el DCIS. Hable con su médico sobre qué espera del tratamiento. Sus preferencias sobre el tratamiento son importantes. Haga conocer sus deseos en forma clara. Las opciones de tratamiento se encuentran en la Guía 2.

Hay dos tipos de tratamiento:

- El **tratamiento local** se centra únicamente en la mama y la axila. Incluye cirugía y radioterapia.
- El **tratamiento sistémico** actúa en todo el cuerpo. Incluye tratamiento hormonal. No se utiliza la quimioterapia para tratar el DCIS.

El objetivo del tratamiento es evitar que el DCIS se extienda fuera del conducto hacia el tejido circundante. Cuando el cáncer se extiende al tejido circundante, se denomina cáncer de mama invasivo. El cáncer de mama invasivo es un cáncer que se diseminó desde los conductos lácteos o las glándulas secretoras de leche (lóbulos) hasta el tejido mamario o los ganglios linfáticos cercanos.

Guía 2
Alternativas de tratamiento

Opción 1	Tumorectomía con radioterapia de toda la mama (WBRT)
	Tumorectomía con WBRT y refuerzo de radioterapia
Opción 2	Tumorectomía con radioterapia parcial acelerada de la mama (APBI)
Opción 3	Tumorectomía solamente (no es una opción para la mayoría de las personas)
Opción 4	Mastectomía total
	Mastectomía total con biopsia de ganglios linfáticos centinela
	Cierre plano o reconstrucción después de una mastectomía

Consulte más información sobre cáncer de mama invasivo en *NCCN Guidelines for Patients®: Cáncer de mama invasivo*, disponible en NCCN.org/patientguidelines.

Prevenir el embarazo durante el tratamiento

Si queda embarazada durante la radioterapia o el tratamiento hormonal, pueden producirse defectos congénitos graves. Utilice métodos de control anticonceptivo sin hormonas. Los condones son una opción. Hable con su médico sobre la prevención del embarazo durante el tratamiento del DCIS.

Aquellas personas que deseen tener hijos en el futuro deberían consultar con un especialista en fertilidad para conversar acerca de las opciones disponibles antes de iniciar el tratamiento.

Tumorectomía

La tumorectomía también se denomina cirugía conservadora de la mama (BCS). En algunos casos, se puede realizar radioterapia después de la cirugía. La cirugía de los ganglios linfáticos no se realiza con la tumorectomía.

Una tumorectomía seguida de radioterapia es una opción para muchas personas con DCIS, pero no para todas. Esta no es una opción si está embarazada, tiene algún problema de salud o el cáncer se ha diseminado en todo el pecho. El margen quirúrgico debe estar libre de cáncer, lo que se denomina margen quirúrgico negativo (R0). Las opciones de tumorectomía se describen a continuación.

Tumorectomía con radioterapia de toda la mama

La mayor parte de la mama se tratará con radiación en la radioterapia de toda la mama (WBRT). La radiación a toda la mama ayudará a prevenir la reaparición del cáncer. Por cada cáncer que reaparece, existe la misma probabilidad de volver a desarrollar un DCIS o un tipo de cáncer invasivo. Pregunte a su médico si el riesgo de que el cáncer reaparezca es bajo o alto. Si es alto, es posible que reciba una radioterapia adicional llamada "refuerzo".

Tumorectomía con radioterapia parcial acelerada de la mama

El tumor se extirpará con márgenes quirúrgicos negativos, seguido de radioterapia (RT). Cuando la RT se administra solo en la zona de la tumorectomía, se denomina irradiación parcial de las mamas. La radioterapia parcial acelerada de la mama (APBI) es una dosis más alta de radiación a un área más pequeña, administrada durante un período de tiempo más corto.

Tumorectomía solamente

El tratamiento con tumorectomía solamente (sin radioterapia) es una opción para un grupo reducido de personas. Debe tener un riesgo muy bajo de que el cáncer reaparezca. Los márgenes quirúrgicos deben estar libres de cáncer. Pregúntele al médico si la tumorectomía sin radioterapia es una opción para usted.

Mastectomía

Una mastectomía total o mastectomía simple es una cirugía en la que se extirpa toda la mama. No se extirpa el músculo torácico. Una mastectomía con preservación de la piel extirpa la mama, pero no toda la piel. La mastectomía conservadora de pezones también preserva el complejo areola-pezón (NAC) y la piel. No todas las personas son candidatas a una mastectomía conservadora de pezones. Puede elegir entre un cierre plano o una reconstrucción mamaria luego de la mastectomía.

Hay muchas razones por las que una mastectomía total puede ser la mejor opción.

- El cáncer puede encontrarse en el margen quirúrgico.
- El tumor puede ser grande, demasiado grande o estar muy extendido.
- Puede tener riesgo de padecer un segundo cáncer.
- Puede tener un problema de salud.
- Es posible que usted prefiera una mastectomía.
- Es posible que no pueda recibir radioterapia en la zona de la mama.

Sus preferencias sobre el tratamiento siempre son importantes. Hable con su equipo de atención y hágale saber cuáles son sus deseos.

Mastectomía total con o sin biopsia de ganglio linfático centinela

El cirujano puede hacer una biopsia del ganglio linfático centinela (SLNB) al momento de la cirugía. Los ganglios linfáticos centinela son el primer ganglio al que es probable que las células cancerosas se hayan extendido. Mediante una SLNB se encuentran y extirpan algunos de estos ganglios. Luego se analizan los ganglios para detectar la presencia de cáncer. Una vez extirpada la mama, no se puede realizar una SLNB. En su lugar, habría que extirpar muchos ganglios linfáticos para comprobar si hay cáncer. Esto se debe a que una mastectomía cambia permanentemente el flujo y el drenaje linfático. Por lo tanto, si es necesario, se hará una SLNB en el momento de la mastectomía, por si hubiera una pequeña zona de cáncer invasivo en la mama.

Tratamiento hormonal luego de una tumorectomía

Generalmente se recomienda un tratamiento hormonal luego de una tumorectomía para los tipos de cáncer que son receptor de estrógeno positivo (ER+). Esto es para reducir el riesgo de reaparición del cáncer. Para obtener información sobre el tratamiento después de la cirugía conservadora de la mama, consulte la Guía 3.

Tratamiento hormonal

El tratamiento hormonal incluye terapias para detener el crecimiento del cáncer provocado por las hormonas. Se llama también hormonoterapia. No es lo mismo que el tratamiento de reemplazo hormonal.

Si el cáncer era ER+, el médico considerará la posibilidad de realizar un tratamiento hormonal. Esto puede ayudar a reducir el riesgo de desarrollar un segundo cáncer de mama en aquellas personas que fueron tratadas con:

- Cirugía conservadora de la mama (tumorectomía) con radioterapia
- Tumorectomía solamente

Existe más de un tipo de tratamiento hormonal. El tipo que indican los médicos se basa, en parte, en si se tiene menstruación. Si todavía tiene períodos menstruales, se considera que está en etapa de la premenopausia. Si no ha tenido períodos menstruales durante más de 12 meses, entonces se considera que está en la etapa de la menopausia.

- El tamoxifeno es una opción para la etapa de la premenopausia.
- Para la etapa de la menopausia, las opciones son el tamoxifeno o un inhibidor de aromatasa. Un inhibidor de aromatasa puede ser recomendable si tiene menos de 60 años o corre el riesgo de presentar coágulos sanguíneos.

Mientras esté recibiendo el tratamiento hormonal, deberá visitar al médico para realizar un seguimiento. Informe a su médico sobre cualquier efecto secundario. Existen formas de obtener alivio.

Guía 3
Tratamiento después de la cirugía conservadora de la mama (tumorectomía)

Considerar el tratamiento hormonal durante 5 años para aquellas personas con DCIS con receptor de estrógeno positivo (ER+) si fue tratado con:

- Cirugía conservadora de la mama (tumorectomía) y radioterapia
- Tumorectomía solamente

Tratamiento hormonal:

- Tamoxifeno para la etapa de la premenopausia
- Tamoxifeno o un inhibidor de aromatasa para la etapa de la menopausia

Tratamiento de seguimiento

Después del tratamiento, recibirá atención de seguimiento. Es importante que no falte a las visitas de seguimiento y a las citas para los estudios de diagnóstico por imágenes. Contacte a su médico si tiene síntomas nuevos o si se ha agravado alguno de los síntomas que presentaba.

Antecedentes médicos y examen físico

Una actualización de los antecedentes médicos y un examen físico forman parte del tratamiento de seguimiento. Ambos deben realizarse cada 6 o 12 meses durante 5 años. Después de 5 años de resultados normales, estas pruebas deben hacerse una vez al año.

Mamografía

Se debe realizar una mamografía cada 12 meses. La primera puede hacerse a los 6 meses del tratamiento conservador de la mama. Las mamografías no son necesarias si le han extirpado ambas mamas para reducir el riesgo de cáncer.

Reducir el riesgo

Puede tomar medidas para reducir las probabilidades de padecer cáncer de mama en el futuro. Los cambios en su estilo de vida incluyen llevar una dieta saludable, hacer ejercicio, limitar el alcohol y dejar de fumar. Recibirá asesoramiento para aprender a reducir el riesgo.

Puntos clave

- El carcinoma ductal *in situ* (DCIS) tiene tratamiento. El objetivo del tratamiento es reducir el riesgo de que el DCIS evolucione a un cáncer de mama invasivo.
- El tratamiento del DCIS suele ser una combinación de cirugía y radioterapia, seguida de un tratamiento hormonal.
- Las opciones de cirugía incluyen una tumorectomía o una mastectomía.
- La tumorectomía también se denomina cirugía conservadora de la mama (BCS).
- Una mastectomía total o mastectomía simple es una cirugía en la que se extirpa toda la mama. Generalmente se realiza una cirugía de los ganglios linfáticos con la mastectomía.
- Una mastectomía con preservación de la piel extirpa la mama, pero no toda la piel.
- La mastectomía conservadora de pezones también preserva el complejo areola-pezón (NAC) y la piel. No todas las personas son candidatas a una mastectomía conservadora de pezones.
- El tratamiento local se centra únicamente en la mama y la axila. Incluye cirugía y radioterapia.
- El tratamiento sistémico actúa en todo el cuerpo. Incluye tratamiento hormonal. No se utiliza la quimioterapia para tratar el DCIS.
- Los cambios en el estilo de vida, el tratamiento hormonal y la cirugía ayudan a reducir el riesgo de un futuro cáncer de mama.
- Un tratamiento de seguimiento incluye antecedentes médicos, exámenes físicos y mamografías.

5

La mama después de la cirugía

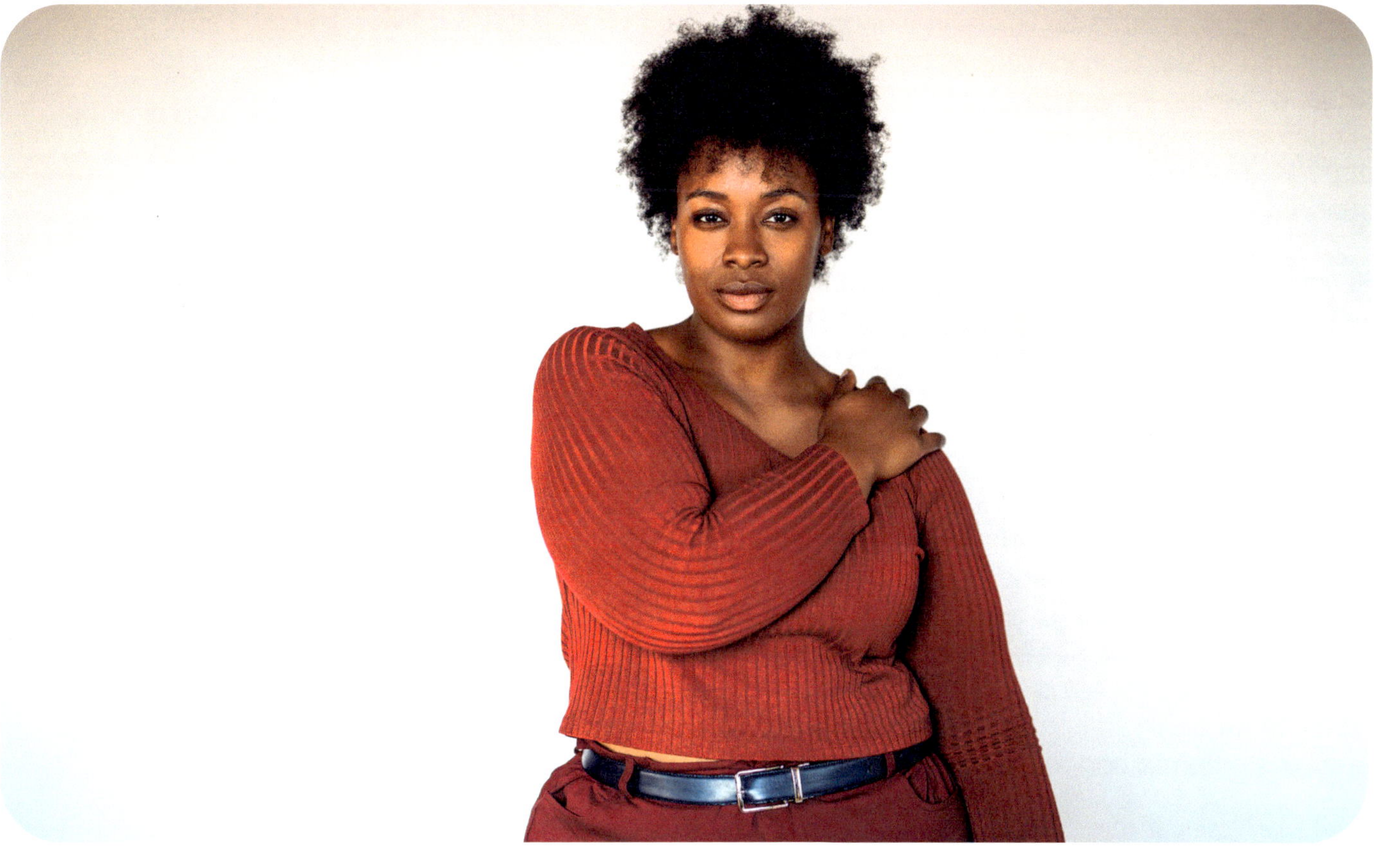

El aspecto de su mama después de la cirugía dependerá del tipo de cirugía, la cantidad de tejido extirpado y otros factores como el tipo de cuerpo, la edad y el tamaño y la forma de la zona antes de la cirugía. Este capítulo brinda más información sobre el desplazamiento de volumen, el cierre plano y la reconstrucción mamaria.

Desplazamiento de volumen

Después de una tumorectomía, a la mayoría de las personas les queda una cicatriz con cierta pérdida de volumen, pero están conformes con el aspecto de sus mamas. Sin embargo, si necesita una tumorectomía importante y su cirujano cree que luego la mama tendrá un aspecto más anormal, es posible que se le pueda dar una nueva forma al pecho en el momento de la cirugía. Este procedimiento se llama desplazamiento de volumen u oncoplastia. A menudo lo realiza el cirujano oncológico o un cirujano plástico inmediatamente después de la tumorectomía. El cirujano desplazará el tejido mamario restante para llenar el espacio que quedó después de extirpar el tumor.

Si tiene previsto hacer un desplazamiento de volumen, se deberá extirpar una sección más grande de la mama. A pesar de que se retira una sección más grande, se mantendrá el aspecto natural de su mama.

Es posible que no le gusten los resultados del desplazamiento de volumen. En este caso, la cirugía de revisión mamaria puede ayudar. Esta cirugía está a cargo de un cirujano plástico. También es posible hacer un nuevo desplazamiento de volumen. Otra opción consiste en ponerse implantes mamarios o una mastectomía con reconstrucción.

Cierre plano

En una mastectomía total con cierre plano, se extirpa toda la mama, incluido el pezón, la piel sobrante, la grasa y otros tejidos de la zona mamaria. El resto de la piel se tensa y se sutura. No se forma ningún montículo mamario ni se agrega ningún implante. La cicatriz se verá levemente elevada y tendrá un color diferente al de la piel circundante. El cierre plano no es completamente plano o liso. El resultado final varía en cada persona. Pida que le muestren fotos del "después" de los cierres planos para saber qué esperar.

Es posible que decida someterse a un procedimiento de cierre plano más adelante o después de que le hayan quitado los implantes mamarios. Hable con su equipo de atención médica para obtener más información.

Reconstrucción mamaria

La reconstrucción mamaria es una cirugía para reconstruir la forma y el aspecto de la mama después de una mastectomía. En muchos casos, la reconstrucción mamaria implica un abordaje por etapas. Es posible que requiera más de un procedimiento.

Es posible que pueda elegir cuándo se realiza la reconstrucción mamaria. La reconstrucción inmediata se termina en cuestión de horas después de la extirpación de la mama. La reconstrucción tardía puede producirse meses o años después de la cirugía del cáncer. La reconstrucción también puede hacerse por etapas, realizando parte de la reconstrucción en el momento de la cirugía original del cáncer, y terminando con otra cirugía en un momento posterior. Un cirujano plástico realiza la reconstrucción mamaria.

Las mamas se pueden reconstruir con implantes y colgajos. Todos los métodos son generalmente seguros, pero como con cualquier cirugía, hay riesgos. Pida la lista completa de efectos secundarios a su equipo de atención.

Implantes

Los implantes mamarios son pequeñas bolsas llenas de agua salada, gel de silicona o ambos. Se colocan debajo de la piel o del músculo de la mama para que luzcan como una nueva mama luego de una mastectomía. Se puede usar primero un dispositivo similar a un globo, llamado expansor, para estirar el tejido. Se colocará debajo de la piel o del músculo y se agrandará cada pocas semanas durante dos o tres meses. Cuando la piel se haya estirado hasta alcanzar el tamaño adecuado, se realiza una cirugía para colocar el implante definitivo.

Los implantes tienen un pequeño riesgo de fugas o de causar otros problemas. Es posible que sienta dolor por el implante o expansor. Puede aparecer tejido cicatricial o tejido muerto. Los implantes texturizados pueden provocar un tipo de cáncer, el linfoma anaplásico de células grandes asociado a los implantes mamarios (BIA-ALCL).

Colgajos

A veces se puede recrear la totalidad de la mama después de una mastectomía con preservación de la piel. En una mastectomía con preservación de la piel, se extrae tejido mamario de debajo de la piel. El pezón se mantiene intacto, si es posible. Los colgajos de piel restantes se utilizan para formar un montículo mamario. Esta técnica no utiliza implantes ni piel transferida de otras partes del cuerpo y puede llevarse a cabo en una sola cirugía. Este procedimiento es más adecuado para quienes tienen mamas más grandes y están dispuestas a tener mamas mucho más pequeñas.

Las mamas se pueden reconstruir con tejido de otra parte del cuerpo, conocido como “colgajos”. Estos colgajos se toman del área del abdomen, las nalgas, el muslo o de debajo del omóplato. Algunos colgajos se retiran por completo y luego se cosen en su lugar. Otros colgajos se mantienen unidos a su cuerpo, pero se deslizan y se suturan en su lugar.

Existen varios riesgos asociados con los colgajos, incluso la muerte de la grasa en el colgajo, lo que puede causar bultos. Se puede producir una hernia como resultado de la debilidad muscular. Es más probable que se produzcan problemas entre quienes tienen diabetes o fuman.

Implantes y colgajos

Algunas mamas se reconstruyen con implantes y colgajos. Este método puede darle a la mama reconstruida más volumen para que coincida con la otra mama. Para la reconstrucción, es posible que necesite una cirugía en la otra mama para que coincidan el tamaño y la forma de las dos mamas.

Reemplazo de pezón

Al igual que el pecho, el pezón puede rehacerse. Para reconstruir un pezón, el cirujano plástico puede usar los tejidos circundantes. Además, los pezones pueden reconstruirse con tejido del muslo, otro pezón o de los órganos sexuales entre las piernas (vulva). El tejido se puede oscurecer con un tatuaje para que se parezca más a un pezón. Es importante tener en cuenta que, aunque se puede reconstruir la apariencia de un pezón, no tendrá la misma sensación que el pezón real. Además, se puede hacer un tatuaje para que parezca un pezón sin tener que tomar tejido de otra parte del cuerpo.

Puntos que deben tenerse en cuenta

Algunos puntos que debe tener en cuenta cuando se decide por un cierre plano o una reconstrucción después de una mastectomía:

- **Su deseo**: es posible que, tras conocer las opciones, tenga un marcado impulso hacia el cierre plano o una forma de reconstrucción. La reconstrucción mamaria debe ser una decisión compartida entre usted y su equipo de atención. Haga conocer sus deseos en forma clara.
- **Problemas de salud**: puede tener problemas de salud, como diabetes o un trastorno sanguíneo, que podrían afectar o demorar la curación, o hacer que los procedimientos más prolongados no sean seguros.
- **Consumo de tabaco**: fumar demora la cicatrización de la herida y puede provocar muerte del colgajo de la mastectomía (necrosis), necrosis del complejo areola-pezón (NAC) en una mastectomía con preservación del pezón, infección y fracaso de la reconstrucción con implantes. En la reconstrucción con colgajo libre, fumar aumenta el riesgo de complicaciones. Se le recomienda que deje de fumar antes de la reconstrucción.
- **Tamaño y forma de las mamas:** los tamaños disponibles de los implantes

Tatuaje

Los pezones extraídos pueden reconstruirse con tejido corporal y/o tatuarse.

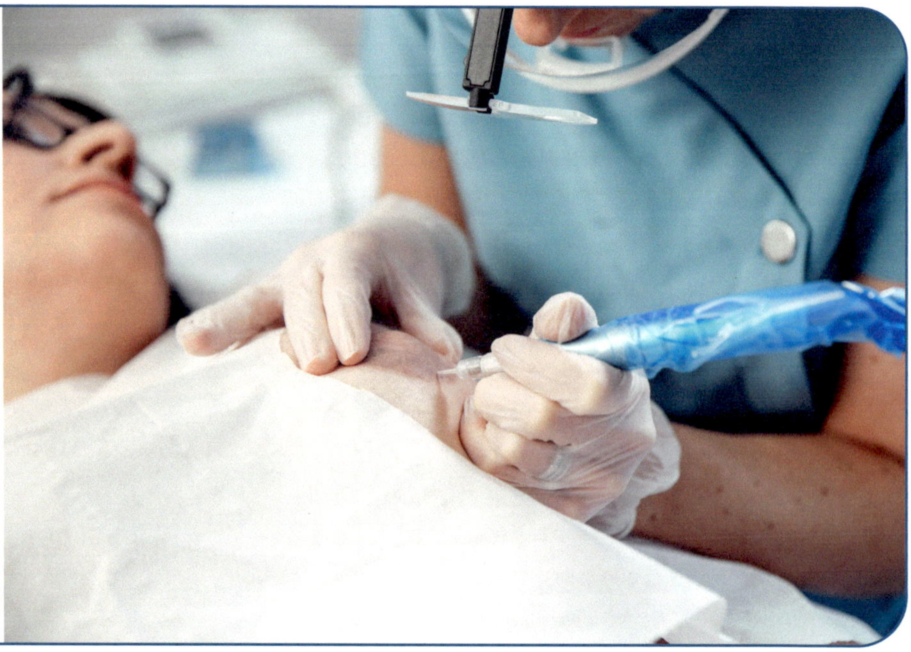

mamarios son limitados. Las mamas muy grandes o las que carecen de tono o están caídas (llamado ptosis) pueden ser difíciles de igualar. Podría ser una opción reducir el tamaño de las mamas.

- **Índice de masa corporal (IMC):** las personas con un IMC elevado tienen un mayor riesgo de infecciones y complicaciones en la reconstrucción mamaria.

Puntos clave

- El desplazamiento de volumen es un desplazamiento del tejido mamario para llenar el orificio que quedó después de una tumorectomía.
- El cierre plano se realiza después de una mastectomía en la que la piel se tensa y se sutura sin agregar un implante mamario.
- La reconstrucción mamaria es una cirugía para reconstruir la forma y el aspecto de la mama.
- Las mamas que se extirpan por completo en una mastectomía pueden reconstruirse con implantes mamarios, colgajos o ambos.
- Los pezones extraídos pueden reconstruirse con tejido corporal y/o tatuarse.

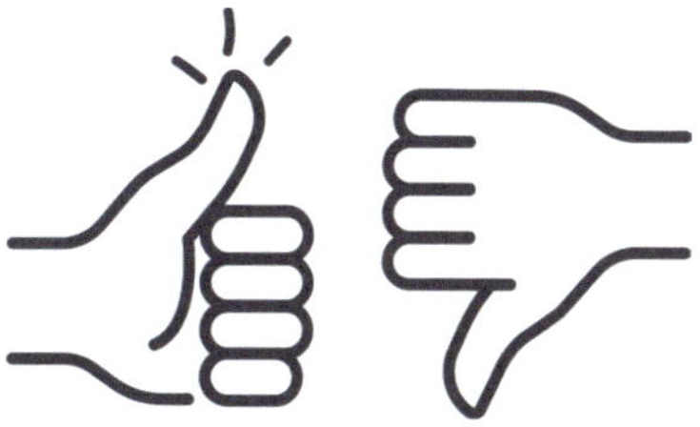

¡Cuéntenos qué opina!

Tómese un momento para completar una encuesta en línea sobre NCCN Guidelines for Patients.

NCCN.org/patients/response

6

Toma de decisiones sobre el tratamiento

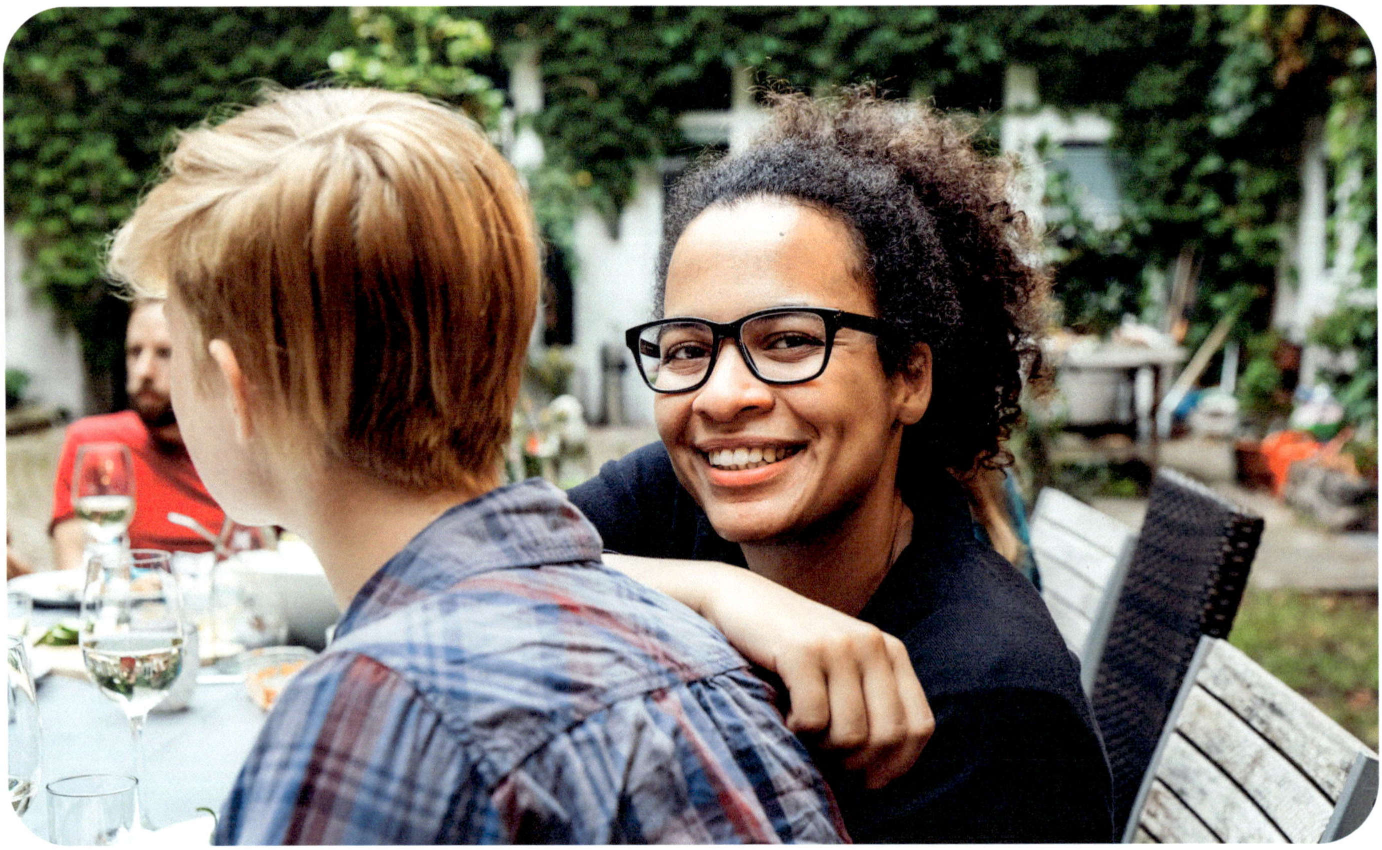

Es importante sentirse cómodo con el tratamiento del cáncer que elija. Esta elección comienza cuando tiene una conversación franca y honesta con su médico.

Es su decisión

En el caso de compartir la toma de decisiones, sus médicos y usted comparten información, conversan sobre las opciones y se ponen de acuerdo sobre un plan de tratamiento. Esto comienza con una conversación franca y honesta entre usted y su médico.

Las decisiones sobre el tratamiento son muy personales. Lo que es importante para usted puede no serlo para otra persona.

Algunas cosas que pueden afectar su toma de decisiones:

- Lo que deseamos y cómo lo deseamos puede ser diferente a lo que desean los demás
- Sus creencias religiosas y espirituales
- Sus sentimientos sobre ciertos tratamientos como la cirugía o la terapia hormonal
- Sus sentimientos sobre el dolor o los efectos secundarios
- El costo del tratamiento, el viaje hasta los centros de tratamiento y el tiempo alejado de la escuela o el trabajo
- La calidad de vida y la longevidad
- Que tan activo es y las actividades que son importantes para usted

Piense en lo que desea obtener del tratamiento. Hable francamente de los riesgos y beneficios de los tratamientos y procedimientos específicos. Pondere las opciones y hable de sus inquietudes con su médico.

Si se toma el tiempo de entablar una relación con su médico, lo ayudará a sentirse apoyado cuando considere las alternativas y tome decisiones sobre el tratamiento.

Buscar una segunda opinión

Es normal querer comenzar el tratamiento lo antes posible. Si bien el cáncer no puede ignorarse, hay tiempo para que otro médico analice los resultados de sus estudios y sugiera un plan de tratamiento. Esto se llama buscar una segunda opinión y es una parte normal del tratamiento del cáncer. ¡Los médicos también buscan segundas opiniones!

Puede prepararse de la siguiente manera:

- Verifique las normas sobre segundas opiniones de su compañía de seguro. Puede haber costos que usted deberá pagar de su bolsillo por los médicos que no sean parte de su plan de seguro.
- Planifique que le envíen copias de todos sus registros al médico que verá para la segunda opinión.

Grupos de apoyo

Muchas personas con diagnóstico de cáncer consideran que los grupos de apoyo son útiles. Los grupos de apoyo suelen incluir personas en diferentes etapas del tratamiento. Algunas pueden estar recién diagnosticadas, mientras otras pueden haber terminado el tratamiento. Si no hay grupos de apoyo para personas con cáncer en su hospital o en su comunidad, revise los sitios web que aparecen en este libro.

Preguntas para los médicos

En las siguientes páginas hay preguntas que puede hacer a los médicos. No dude en usar estas preguntas o crear las suyas propias. Sea claro sobre sus objetivos para el tratamiento y sepa lo que puede esperar de él.

Preguntas sobre los estudios y el diagnóstico

1. ¿Qué pruebas tendré que hacerme? ¿Con qué frecuencia se repiten? ¿Mi seguro pagará estos estudios?
2. ¿Qué medidas tomará para que me sienta cómodo durante las pruebas?
3. ¿Qué sucede si estoy embarazada o quiero embarazarme?
4. ¿Cuándo me realizarán una biopsia? ¿Me harán más de una? ¿Cuáles son los riesgos?
5. ¿Cómo se realizará la biopsia? ¿Qué más se puede hacer en este momento?
6. ¿Cuándo sabré los resultados y quién me los explicará?
7. ¿Cómo puedo obtener una copia del informe anatomopatológico y de los resultados de los otros estudios?
8. ¿Quién hablará conmigo sobre los próximos pasos? ¿Cuándo?
9. ¿Qué puedo hacer antes de mi próxima cita?

Preguntas para el equipo de atención médica sobre su experiencia

1. ¿Qué experiencia tiene con DCIS?
2. ¿Qué experiencia tienen los integrantes de su equipo?
3. ¿Usted solo trata DCIS? ¿Qué otras enfermedades trata?
4. ¿Cuántos pacientes como yo (de mi misma edad, sexo, raza) ha tratado?
5. ¿Consultará con expertos sobre la atención que recibiré? ¿Con quién consultará?
6. ¿Cuántos procedimientos como el que me sugiere ha realizado?
7. ¿Este tratamiento es una parte importante de su ejercicio profesional?
8. ¿Cuántos de sus pacientes han sufrido complicaciones? ¿Cuáles fueron las complicaciones?
9. ¿Cuántas cirugías de cáncer de mama ha realizado? ¿Qué tipo de cirugías ha realizado? ¿Cuántas al año?
10. ¿Quién se encargará de coordinar mi atención diaria?

Preguntas sobre las alternativas

1. ¿Qué sucederá si no hago nada?
2. ¿De qué manera afectan mis opciones la edad, la salud y otros factores?
3. ¿Qué sucede si estoy embarazada? ¿Qué sucede si planeo quedar embarazada en un futuro próximo?
4. ¿Qué opción se demostró que es la más efectiva para mi cáncer, edad y otros factores de riesgo?
5. ¿Cuáles son las complicaciones y los efectos secundarios posibles?
6. ¿Cómo sabe que el tratamiento funcionó? ¿Cómo puedo saberlo?
7. ¿Qué se puede hacer para evitar o aliviar los efectos secundarios del tratamiento?
8. ¿Este tratamiento tiene efectos secundarios potencialmente mortales? ¿Cómo me controlarán?
9. ¿Soy candidato para un ensayo clínico? ¿Puedo participar en un ensayo clínico en cualquier momento?
10. ¿Hay alguna opción que ofrezca un control del cáncer a largo plazo? ¿Tengo mejores posibilidades con una alternativa que con otra? ¿Consume menos tiempo? ¿Es más económica?
11. ¿Hay algún asistente social o alguien que pueda ayudarme a decidir?
12. ¿Hay algún hospital o centro de tratamiento que pueda recomendar para el tratamiento del cáncer de mama? ¿Puedo ir a un hospital para la cirugía y a un centro diferente para la radioterapia?

Preguntas sobre el tratamiento

1. ¿Cuáles son mis opciones de tratamiento? ¿Cuáles son los beneficios y los riesgos? ¿Qué tratamientos recomienda y por qué?

2. ¿De qué manera mi edad, mi estado funcional, el estadio del cáncer y demás afecciones limitan mis opciones de tratamiento?

3. ¿Es importante el orden del tratamiento?

4. ¿Cuánto tiempo tengo para decidir sobre el tratamiento?

5. ¿Tendré que ir al hospital o a otro lado para el tratamiento? ¿Con qué frecuencia? ¿Cuánto dura cada visita? ¿Debo pasar la noche en el hospital o hacer planes de viaje?

6. ¿Puede elegir cuándo comenzar el tratamiento? ¿Puedo elegir los días y horarios de tratamiento? ¿Debe acompañarme alguien?

7. ¿Cuánto duele el tratamiento? ¿Qué medidas tomará para que me sienta cómodo?

8. ¿Puedo dejar el tratamiento en cualquier momento? ¿Qué sucederá si dejo el tratamiento?

9. ¿Cuánto cuesta este tratamiento? ¿Qué parte de este tratamiento está cubierta por mi seguro? ¿Hay algún programa que pueda ayudarme a pagar el tratamiento?

10. ¿Voy a faltar al trabajo o la universidad? ¿Podré conducir? ¿Cuándo podré volver a mis actividades normales?

11. ¿Cuáles son las posibilidades de que reaparezca el cáncer después de este tratamiento? ¿Cuál será el tratamiento si regresa?

12. Me gustaría buscar una segunda opinión ¿Me puede recomendar a alguien? ¿Quién puede ayudarme a recabar todos mis registros médicos para buscar una segunda opinión?

Preguntas sobre la cirugía

1. ¿Qué parte de mi mama se extirpará? ¿Qué aspecto tendrá después?
2. ¿Qué ganglios linfáticos podrían extirparse durante la cirugía? ¿Qué significa este en términos de mi recuperación?
3. ¿A qué tipo de cirugía me someteré? ¿Me harán más de una cirugía?
4. ¿Qué posibilidades hay de que pueda extirpar todo el tumor y que tenga un margen negativo?
5. ¿Cuánto tiempo me tomará recuperarme de la cirugía? ¿Cuándo podré volver a trabajar?
6. ¿Cuánto dolor tendré? ¿Qué se hará para controlar el dolor?
7. ¿Cuál es la probabilidad de que esta cirugía acorte mi vida?
8. ¿Qué otros efectos secundarios podría esperar de la cirugía? ¿Qué complicaciones pueden ocurrir a partir de esta cirugía?
9. ¿Qué tratamiento recibiré antes, durante o después de la cirugía? ¿Qué hace este tratamiento?
10. Estoy considerando una mastectomía con cierre plano. ¿Puede informarme más sobre este procedimiento?
11. Estoy considerando una mastectomía con reconstrucción. ¿Puede informarme sobre las opciones?

Preguntas sobre la radioterapia

1. ¿A qué tipo de radioterapia (RT) me someteré?
2. ¿A qué se dirigirá?
3. ¿Cuál es el objetivo de esta radioterapia?
4. ¿Cuántas sesiones de tratamiento necesitaré? ¿Se puede realizar un ciclo de RT más corto?
5. ¿Ofrecen este tipo de RT aquí? En caso negativo, ¿puede recomendarme a alguien que la haga?
6. ¿Qué efectos secundarios puedo esperar de la radiación?
7. ¿Debo comer o beber antes de la RT?
8. ¿Me administrarán medicamentos que me ayuden a relajarme durante la RT?
9. ¿Qué debo usar?

Preguntas sobre los efectos secundarios

1. ¿Cuáles son los efectos secundarios previstos del tratamiento?
2. ¿Cuánto durarán estos efectos secundarios? ¿Algún efecto secundario disminuye o empeora en gravedad con el tiempo?
3. ¿A qué efectos secundarios debo estar atento? ¿Qué efectos secundarios se esperan y cuáles son potencialmente mortales?
4. ¿Cuándo debo llamar al médico? ¿Puedo enviar un mensaje de texto? ¿Qué debo hacer los fines de semana y durante las horas que no son de oficina?
5. ¿A qué servicio de urgencias o emergencias debo acudir? ¿Mi equipo de atención podrá comunicarse con el equipo de emergencias?
6. ¿Qué medicamentos puedo tomar para evitar o aliviar los efectos secundarios?
7. ¿Qué puedo hacer para aliviar el dolor y otros efectos secundarios?
8. ¿Interrumpirá el tratamiento o lo cambiará si aparecen efectos secundarios? ¿Qué es lo que busca?
9. ¿Qué puedo hacer para aliviar o evitar los efectos secundarios? ¿Qué medidas tomará usted?
10. ¿Qué medicamentos pueden empeorar los efectos secundarios del tratamiento?

Preguntas sobre los ensayos clínicos

1. ¿Qué ensayos clínicos están disponibles para mi tipo y estadio de cáncer de mama?
2. ¿Cuáles son los tratamientos realizados en el ensayo clínico?
3. ¿Qué hace el tratamiento?
4. ¿Se ha usado este tratamiento antes? ¿Se ha usado para otros tipos de cáncer?
5. ¿Cuáles son los riesgos y beneficios de este tratamiento?
6. ¿Qué efectos secundarios puedo presentar? ¿Cómo pueden controlarse los efectos secundarios?
7. ¿Por cuánto tiempo participaré en el ensayo clínico?
8. ¿Podré recibir otros tratamientos si este no funciona?
9. ¿Cómo sabrá que el tratamiento está funcionando?
10. ¿El ensayo clínico tendrá algún costo? De ser así, ¿cuánto?
11. ¿Cómo averiguo sobre los ensayos clínicos en los que puedo participar? ¿Hay alguna fuente en línea que pueda consultar?

Recursos

American Association for Cancer Research (AACR)
aacr.org/

American Breast Cancer Foundation
youandbreastcancer.com/en-bc/home

American Cancer Society (ACS)
cancer.org/cancer/breast-cancer.html

Breast Cancer Alliance (BCA)
breastcanceralliance.org

Breast Cancer Support Project
breastcancerportraitproject.org

Breastcancer.org
breastcancer.org

Brem Foundation
bremfoundation.org

Cancer*Care*
cancercare.org

Cancer Support Community
cancersupportcommunity.org/living-cancer

Chemocare
chemocare.com

DiepCFoundation
diepcfoundation.org

FORCE - Facing Our Risk of Cancer Empowered
facingourrisk.org

GPAC - Global Patient Advocacy Coalition
GPACunited.org

Living Beyond Breast Cancer (LBBC)
lbbc.org

MedlinePlus
medlineplus.gov/breastcancer.html

My Survival Story
mysurvivalstory.org

National Cancer Institute (NCI)
cancer.gov/types/breast

National Center for Health Research
breastimplantinfo.org

National Coalition for Cancer Survivorship
canceradvocacy.org/toolbox

National Financial Resource Directory - Patient Advocate Foundation
patientadvocate.org/explore-our-resources/national-financial-resource-directory/

OncoLink
oncolink.org

Patient Access Network Foundation
panfoundation.org

Radiological Society of North America
radiologyinfo.org

SHARE Cancer Support
sharecancersupport.org

Sharsheret
sharsheret.org

Smart Patients
smartpatients.com/communities/breast-cancer

Susan G. Komen
komen.org

Testing.com
testing.com

The Male Breast Cancer Coalition
malebreastcancercoalition.org/men-have-breasts-too

Unite for HER
uniteforher.org

Young Survival Coalition (YSC)
youngsurvival.org

Comparta su opinión con nosotros.

Complete nuestra

encuesta

Y colabore para que NCCN Guidelines for Patients sea mejor para todos.

NCCN.org/patients/comments

Palabras que debe saber

adenopatía palpable
Ganglios linfáticos anormales en tamaño o consistencia.

anatomopatólogo
Médico experto en el análisis de células y tejido para detectar enfermedades.

antecedentes médicos
Informe de todos sus eventos de salud y medicamentos.

areola
Área más oscura y circular de la piel que se encuentra alrededor del pezón en la mama.

asesoramiento genético
Orientación de expertos sobre la posibilidad de que una enfermedad se transmita de padres a hijos.

aspiración con aguja fina (AAF)
Procedimiento que extrae muestras de tejido con una aguja muy fina.

biopsia de ganglio linfático centinela (SLNB)
Operación en la que se extirpan las estructuras que combaten las enfermedades (ganglios linfáticos) a las que el cáncer se extiende en primer lugar. También llamada disección del ganglio linfático centinela.

biopsia por punción con aguja gruesa
Un procedimiento que extrae muestras de tejido con una aguja hueca. También llamada directamente biopsia o punción con aguja gruesa o BAG.

biopsia
Procedimiento por el que se extirpan muestras de fluido o tejido para analizarlas en busca de una enfermedad.

carcinoma
Cáncer de las células que recubren las superficies internas o externas del cuerpo.

carcinoma ductal *in situ* (DCIS)
Un tipo de cáncer de mama que no se ha extendido a los conductos mamarios.

carcinoma lobular *in situ* (LCIS)
Una afección benigna (no cancerosa), en la que se encuentran células anormales en los lóbulos de las mamas.

cierre plano
Procedimiento que se realiza después de una mastectomía en el que la piel se tensa y se sutura sin agregar un implante mamario.

cirugía conservadora de la mama (BCS)
Tratamiento para el cáncer que consiste en extirpar un tumor en la mama.

complejo areola-pezón (NAC)
El aro de piel más oscura de la mama se llama areola. La punta elevada dentro de la areola se llama pezón.

conducto
Estructura en forma de tubo a través de la cual la leche se desplaza hasta el pezón.

cáncer de mama hereditario
Cáncer de mama que probablemente fue provocado por genes anormales transmitidos de padres a hijos.

cáncer de mama invasivo
Crecimiento del cáncer de mama en el tejido estructural de las mamas (estroma).

cáncer de mama no invasivo
Cáncer de mama que no se propagó en el tejido desde el cual se puede extender.

desplazamiento de volumen
Método para desplazar tejido mamario durante una operación y llenar el espacio que queda.

ecografía
Procedimiento que usa ondas sonoras para tomar imágenes del interior del cuerpo.

efectos secundarios
Respuestas físicas o emocionales insalubres o desagradables frente al tratamiento.

ensayo clínico
Tipo de investigación que evalúa pruebas o tratamientos de salud.

especialista en fertilidad
Experto que ayuda a las personas a tener bebés.

estadio anatomopatológico (p)
Clasificación de la extensión del cáncer según los estudios realizados después del tratamiento.

estadio clínico (c)
Clasificación de la extensión del cáncer antes de iniciar el tratamiento.

estadio del cáncer
Clasificación del pronóstico del cáncer en función de su crecimiento y extensión.

estrógeno
Hormona que provoca rasgos corporales femeninos.

examen clínico de las mamas
Palpación de las mamas por un experto de la salud para detectar enfermedades.

ganglio linfático
Pequeña estructura en forma de frijol que combate las enfermedades.

ganglio linfático centinela (SLN)
Primer ganglio linfático al que se extienden las células cancerosas después de dejar un tumor.

gen
Instrucciones codificadas en las células para crear nuevas células y controlar la forma en que se comportan las células.

histología
Estructura de las células, los tejidos y los órganos observada bajo un microscopio.

hormona
Sustancia química del cuerpo que desencadena una respuesta de las células o los órganos.

imagen por resonancia magnética (IRM)
Estudio que usa ondas sonoras e imanes potentes para tomar fotografías del interior del cuerpo.

implante mamario
Pequeña bolsa llena de agua salada, gel o ambos que se usa para reconstruir las mamas.

inhibidor de la aromatasa (AI)
Medicamento que reduce el nivel de estrógeno en el cuerpo.

inmunohistoquímica (IHQ)
Estudio de laboratorio de las células cancerosas para descubrir trazas específicas de células involucradas en el crecimiento celular anormal.

linfadenopatía
Ganglios linfáticos anormales en tamaño o consistencia.

linfa
Líquido transparente que contiene glóbulos blancos.

linfedema
Hinchazón en el cuerpo debido a una acumulación de líquido llamado linfa.

lóbulo
Glándula en la mama que produce leche materna.

mamografía de diagnóstico bilateral
Imágenes del interior de ambas mamas que se hacen a partir de una serie de rayos X.

mamografía de diagnóstico bilateral
Imágenes del interior de ambas mamas que se hacen a partir de una serie de rayos X.

mamografía
Imagen radiográfica que se hace para obtener imágenes del interior de la mama.

margen quirúrgico
Tejido de aspecto normal alrededor de un tumor que se extirpó durante una operación.

mastectomía con preservación de la piel
Operación en la que se extirpa todo el tejido mamario, pero se salva la mayor cantidad de piel posible.

mastectomía
Operación en la que se extirpa toda la mama.

mastectomía total
Operación mediante la cual se extirpa toda la mama, pero no los músculos del pecho. También llamada mastectomía simple.

medio de contraste
Una sustancia que se coloca en el cuerpo para que las imágenes que se toman en los estudios de diagnóstico sean más claras.

menopausia
Punto en el tiempo 12 meses después de un último período menstrual.

mutación
Cambio anormal.

médico oncólogo
Médico experto en medicamentos para el cáncer.

pared torácica
Revestimiento de músculo, hueso y grasa que protege los órganos vitales.

postmenopausia
Estado de no tener más períodos menstruales.

premenopausia
Estado de tener períodos menstruales.

pronóstico
Evolución o resultado probables de una enfermedad de acuerdo con las pruebas.

radioterapia (RT)
Tratamiento que utiliza rayos de alta energía.

radioterapia de toda la mama (WBRT)
Tratamiento con radiación de toda la mama.

radioterapia parcial acelerada de la mama (APBI)
Tratamiento con radiación de parte de la mama con cáncer. Se administra una dosis más alta durante un período de tiempo más corto en comparación con la radioterapia de toda la mama.

radioterapia parcial de las mamas
Tratamiento con radiación que se recibe en el sitio donde se extirpó el tumor mamario.

receptor de estrógeno (ER)
Proteína dentro de las células que se une con el estrógeno.

receptor de estrógeno negativo (ER-)
Tipo de cáncer de mama que no usa estrógeno para crecer.

receptor de estrógeno positivo (ER+)
Tipo de cáncer de mama que usa estrógeno para crecer.

reconstrucción mamaria
Operación en la que se crean nuevas mamas.

recurrencia
Reaparición del cáncer después de un período sin cáncer.

refuerzo
Dosis adicional de radiación en un área específica del cuerpo.

sistema linfático
Red de tejidos y órganos que combaten los gérmenes y que incluye la médula ósea, el bazo, el timo, los ganglios linfáticos y los vasos linfáticos. Parte del sistema inmunitario.

tejido conector
El tejido de unión y apoyo que rodea a otros tejidos y órganos.

tratamiento complementario
Atención médica que incluye el alivio de los síntomas, pero no el tratamiento del cáncer. También llamado cuidados paliativos o mejor tratamiento complementario.

tratamiento hormonal
Un tratamiento del cáncer que detiene la fabricación o la acción de los estrógenos. También se lo llama hormonoterapia.

tratamiento sistémico
Tratamiento farmacológico que actúa en todo el cuerpo.

tumorectomía
Operación mediante la cual se extirpa un tumor pequeño de cáncer de mama. También llamada cirugía conservadora de la mama.

tumor primario
Primera masa de células cancerosas.

vulva
Los órganos femeninos externos que se encuentran entre las piernas.

Colaboradores de NCCN

Esta guía para pacientes se basa en NCCN Clinical Practice Guidelines in Oncology (NCCN Guidelines®) para la detección del cáncer de mama, versión 2.2022. Fue adaptada, revisada y publicada con la colaboración de las siguientes personas:

Dorothy A. Shead, MS
Directora general de Operaciones de información para pacientes

Tanya Fischer, MEd, MSLIS
Redactora médica

Susan Kidney
Especialista principal en diseño gráfico

El desarrollo de NCCN Clinical Practice Guidelines in Oncology (NCCN Guidelines®) para cáncer de mama, versión 2.2022, estuvo a cargo de los siguientes miembros del panel de NCCN:

Dr. William J. Gradishar/Presidente
Robert H. Lurie Comprehensive Cancer Center of Northwestern University

Dra. Meena S. Moran, vicepresidenta
Yale Cancer Center/Smilow Cancer Hospital

Dr. Jame Abraham
Case Comprehensive Cancer Center/ University Hospitals Seidman Cancer Center y Cleveland Clinic Taussig Cancer Institute

*Dra. Rebecca Aft, PhD
Siteman Cancer Center, Barnes- Jewish Hospital and Washington University School of Medicine

Dra. Doreen Agnese
The Ohio State University Comprehensive Cancer Center - James Cancer Hospital and Solove Research Institute

Dra. Kimberly H. Allison
Stanford Cancer Institute

*Dra. Bethany Anderson
University of Wisconsin Carbone Cancer Center

Dra. Sarah L. Blair
UC San Diego Moores Cancer Center

Dr. Harold J. Burstein, PhD
Dana-Farber/Brigham and Women's Cancer Center

Dra. Helen Chew
UC Davis Comprehensive Cancer Center

Dra. Chau Dang
Memorial Sloan Kettering Cancer Center

Dr. Anthony D. Elias
University of Colorado Cancer Center

Dra. Sharon H. Giordano, MPH
The University of Texas MD Anderson Cancer Center

Dr. Matthew Goetz
Mayo Clinic Cancer Center

Dra. Lori J. Goldstein
Fox Chase Cancer Center

Dra. Sara A. Hurvitz
UCLA Jonsson Comprehensive Cancer Center

Dr. Steven J. Isakoff, PhD
Massachusetts General Hospital Cancer Center

Dra. Rachel C. Jankowitz
Abramson Cancer Center, University of Pennsylvania

*Dra. Sara H. Javid
Fred Hutchinson Cancer Research Center/Seattle Cancer Care Alliance

Dr. Jairam Krishnamurthy
Fred & Pamela Buffet Cancer Center

Dra. Marilyn Leitch
UT Southwestern Simmons Comprehensive Cancer Center

*Dra. Janice Lyons
Case Comprehensive Cancer Center/ University Hospitals Seidman Cancer Center y Cleveland Clinic Taussig Cancer Institute

Dra. Ingrid A. Mayer
Vanderbilt-Ingram Cancer Center

Dra. Joanne Mortimer
City of Hope National Medical Center

Dr. Sameer A. Patel
Fox Chase Cancer Center

Dra. Lori J. Pierce
University of Michigan Rogel Cancer Center

Dra. Laura H. Rosenberger
Duke Cancer Institute

Dra. Hope S. Rugo
UCSF Helen Diller Family Comprehensive Cancer Center

Dra. Amy Sitapati
UC San Diego Moores Cancer Center

Dra. Karen Lisa Smith, MPH
The Sidney Kimmel Comprehensive Cancer Center, Johns Hopkins

*Dra. en Derecho Mary Lou Smith, MBA
Defensora de pacientes Research Advocacy Network

Dr. Hatem Soliman
Moffitt Cancer Center

Dra. Erica M. Stringer-Reasor
O'Neal Comprehensive Cancer Center, UAB

Dra. Melinda L. Telli
Stanford Cancer Institute

Dr. John H. Ward
Huntsman Cancer Institute, University of Utah

Dra. Kari B. Wisinski
University of Wisconsin Carbone Cancer Center

Dra. Jessica S. Young
Roswell Park Comprehensive Cancer Center

Personal de NCCN

Rashmi Kumar, PhD
Directora de Operaciones de información clínica

Lic. en Ciencias, Jennifer Burns
Gerenta de Respaldo de directrices

* Revisaron esta guía para pacientes. Para divulgaciones, visite NCCN.org/disclosures.

Centros oncológicos de NCCN

Abramson Cancer Center,
University of Pennsylvania
Filadelfia, Pensilvania
+1 800.789.7366 • pennmedicine.org/cancer

Case Comprehensive Cancer Center/
University Hospitals Seidman Cancer
Center y Cleveland Clinic Taussig
Cancer Institute
Cleveland, Ohio
+1 800.641.2422 • UH Seidman Cancer Center
uhhospitals.org/services/cancer-services
+1 866.223.8100 • CC Taussig Cancer Institute
my.clevelandclinic.org/departments/cancer
+1 216.844.8797 • Case CCC
case.edu/cancer

City of Hope National Medical Center
Los Ángeles, California
+1 800.826.4673 • cityofhope.org

Dana-Farber/Brigham and Women's
Cancer Center | Massachusetts
General Hospital Cancer Center
Boston, Massachusetts
+1 617.732.5500 • youhaveus.org
+1 617.726.5130
massgeneral.org/cancer-center

Duke Cancer Institute
Durham, Carolina del Norte
+1 888.275.3853 • dukecancerinstitute.org

Fox Chase Cancer Center
Filadelfia, Pensilvania
+1 888.369.2427 • foxchase.org

Fred & Pamela Buffett Cancer Center
Omaha, Nebraska
+1 402.559.5600 • unmc.edu/cancercenter

Fred Hutchinson Cancer
Research Center/Seattle
Cancer Care Alliance
Seattle, Washington
+1 206.606.7222 • seattlecca.org
+1 206.667.5000 • fredhutch.org

Huntsman Cancer Institute,
University of Utah
Salt Lake City, Utah
+1 800.824.2073 • huntsmancancer.org

Indiana University
Melvin and Bren Simon
Comprehensive Cancer Center
Indianápolis, Indiana
www.cancer.iu.edu

Mayo Clinic Cancer Center
Phoenix/Scottsdale, Arizona
Jacksonville, Florida
Rochester, Minnesota
+1 480.301.8000 • Arizona
+1 904.953.0853 • Florida
+1 507.538.3270 • Minnesota
mayoclinic.org/cancercenter

Memorial Sloan Kettering
Cancer Center
Nueva York, Nueva York
+1 800.525.2225 • mskcc.org

Moffitt Cancer Center
Tampa, Florida
+1 888.663.3488 • moffitt.org

O'Neal Comprehensive
Cancer Center, UAB
Birmingham, Alabama
+1 800.822.0933 • uab.edu/
onealcancercenter

Robert H. Lurie Comprehensive Cancer
Center of Northwestern University
Chicago, Illinois
+1 866.587.4322 • cancer.northwestern.edu

Roswell Park Comprehensive
Cancer Center
Búfalo, Nueva York
+1 877.275.7724 • roswellpark.org

Siteman Cancer Center, Barnes-Jewish
Hospital y Washington
University School of Medicine
St. Louis, Misuri
+1 800.600.3606 • siteman.wustl.edu

St. Jude Children's
Research Hospital/
The University of Tennessee
Health Science Center
Memphis, Tennessee
+1 866.278.5833 • stjude.org
+1 901.448.5500 • uthsc.edu

Stanford Cancer Institute
Stanford, California
+1 877.668.7535 • cancer.stanford.edu

The Ohio State University
Comprehensive Cancer Center -
James Cancer Hospital and
Solove Research Institute
Columbus, Ohio
+1 800.293.5066 • cancer.osu.edu

The Sidney Kimmel Comprehensive
Cancer Center, Johns Hopkins
Baltimore, Maryland
+1 410.955.8964
www.hopkinskimmelcancercenter.org

The University of Texas
MD Anderson Cancer Center
Houston, Texas
+1 844.269.5922 • mdanderson.org

UC Davis
Comprehensive Cancer Center
Sacramento, California
+1 916.734.5959 • +1 800.770.9261
health.ucdavis.edu/cancer

UC San Diego Moores Cancer Center
La Jolla, California
+1 858.822.6100 • cancer.ucsd.edu

UCLA Jonsson
Comprehensive Cancer Center
Los Ángeles, California
+1 310.825.5268 • cancer.ucla.edu

UCSF Helen Diller Family
Comprehensive Cancer Center
San Francisco, California
+1 800.689.8273 • cancer.ucsf.edu

University of Colorado Cancer Center
Aurora, Colorado
+1 720.848.0300 • coloradocancercenter.org

University of Michigan
Rogel Cancer Center
Ann Arbor, Michigan
+1 800.865.1125 • rogelcancercenter.org

University of Wisconsin
Carbone Cancer Center
Madison, Wisconsin
+1 608.265.1700 • uwhealth.org/cancer

UT Southwestern Simmons
Comprehensive Cancer Center
Dallas, Texas
+1 214.648.3111 • utsouthwestern.edu/
simmons

Vanderbilt-Ingram Cancer Center
Nashville, Tennessee
+1 877.936.8422 • vicc.org

Yale Cancer Center/
Smilow Cancer Hospital
New Haven, Connecticut
+1 855.4.SMILOW • yalecancercenter.org

Notas

Índice

Made in the USA
Monee, IL
05 November 2026

67379948R00040